HILF DIR SELBST

Dr. med. Ulf Böhmig

STOFFWECHSEL UND VERDAUUNG

NATURNAHE BEHANDLUNG

Gewidmet meiner lieben Frau Elfi!

ISBN 3-7015-0288-9

Schutzumschlag: Bronislaw Zelek
Zeichnungen: Kurt Paul
Lektorat: Leo Mazakarini
Layout: Gottfried Moritz
Technik: Imprima W. Menches
Druck und Bindearbeiten: Wiener Verlag, Himberg bei Wien

Inhaltsverzeichnis

Über dieses Buch

Dieses Buch beschäftigt sich mit naturnahen Methoden zur Behandlung von Erkrankungen der Verdauungsorgane sowie von bestimmten, besonders in Wohlstandszeiten häufig auftretenden Stoffwechselstörungen. Im Aufbau gliedert es sich in drei Teile, wobei die Schwerpunkte entsprechend dem therapeutischen Nutzen der einzelnen Anwendungsmöglichkeiten verschieden gesetzt sind.

Im *ersten Teil* werden die Möglichkeiten aufgezeigt, die sich zur Behandlung von Verdauungserkrankungen aus den beiden großen Reflexzonengebieten Fußsohle und Rücken ergeben. Außerdem wird eine Reihe von wirksamen Punkten des chinesischen Meridiansystems beschrieben und ihre Handhabung erklärt. Obwohl man bei Verdauungserkrankungen mit Hilfe dieser Anwendungen oft erfreulich prompte Schmerzerleichterung und auch Verbesserung gestörter Funktionen erzielt, haben sie doch nicht den therapeutischen Stellenwert wie etwa bei der Behandlung nervöser Störungen. Als ergänzende Maßnahmen sind sie aber auch hier von Nutzen.

Ein zentrales Thema — was Vorbeugung und Therapie von Verdauungs- und Stoffwechselerkrankungen betrifft, stellen richtige Ernährung im allgemeinen und Diätetik im speziellen dar. Damit befaßt sich der *zweite Teil* des Buches. Die immer besseren Kenntnisse der Zusammenhänge Fehlernährung — Erkrankung haben dazu geführt, daß zwar einige neue, allgemein noch zu wenig bekannte Brennpunkte aufgetreten sind, daß sich aber das System als ganzes sehr vereinfacht hat. Man kann heute verbindliche Empfehlungen für eine gesunderhaltende Ernährung abgeben, die so präzise sind, daß die meisten Stoffwechsel- und Verdauungserkrankungen selbst bei erblicher Belastung zeitlebens nicht auftreten, hält man sich nur an die Richtlinien. Das haben Volksgruppenbeobachtungen, von denen einige zum besseren Verständnis beschrieben sind, eindeutig gezeigt. Großer Wert wird in diesem Kapitel auch darauf gelegt, die kardinalen Ernährungsfehler aufzuzeigen, in welche man in Wohlstandszeiten hineinschlittern kann. Wenn man weiß, worauf man besonders achten muß, hat man schon viel gewonnen.

Sehr interessant und von praktischem Wert ist auch, daß man in den letzten Jahren in einer Reihe von pflanzlichen Lebensmitteln Moleküle gefunden hat, welche eine spezifische Heilwirkung bei bestimmten Erkrankungen entfalten. Solche Lebensmittel stellen einen Übergang zu den eigentlichen Heilpflanzen dar. Man darf annehmen, daß die Forschung der Zukunft hier noch einige überraschende Ergebnisse bringen wird und letztlich den Satz: „Deine Lebensmittel sollen deine Heilmittel sein“ auch aus strengster wissenschaftlicher Sicht bestätigen wird. Die im Rahmen dieses Buches wichtigsten sind in einem eigenem Abschnitt zusammengefaßt.

Im *dritten Teil* sind Heilpflanzen beschrieben, die bei Magen-, Leber-, Galle- und Darmstörungen eingesetzt werden können, wobei darauf Wert gelegt wurde, dem Leser auch Wesen und Wirkmechanismen der einzelnen Pflanzen zu erläutern. Gerade in den letzten Jahren und Jahrzehnten hat die Arzneimittelforschung auf diesem Gebiet gewaltige Fortschritte erzielt. Man weiß nun vieles mehr über die Struktur der wirksamen Substanzen, ihren Angriffspunkt im Körper und über die Art der Regulationen, welche sie auslösen. Im Zuge dieser neuen Erkenntnisse wurde aber auch manches über schädliche Nebenwirkungen bestimmter volkstümlicher und vielgebrauchter Pflanzen offenkundig. Dieses neuerworbene Wissen setzt einer allzu bedenkenlosen Anwendung einiger dieser beliebten Kräuter ganz exakte Grenzen. Besonders jener Abschnitt des Kapitels Heilpflanzen, welcher sich mit der chronischen Verstopfung befaßt, soll das aufzeigen, da gerade hier infolge mangelhafter Kenntnisse viel gesündigt wird. Gesündigt zum Nachteil des eigenen Körpers. Anderseits gibt es einige bisher vernachlässigte oder in Vergessenheit geratene Pflanzen, bei denen die moderne Forschung ganz hervorragende Wirkung bei gezieltem Einsatz nachweisen konnte. Pflanzen, die zugleich die wichtige Bedingung der „großen therapeutischen Breite“ erfüllen: des großen Abstandes von der gerade wirksamen bis zur bereits giftigen Dosis. Es steht außer Frage, daß man beim Hausgebrauch von solchen Pflanzen bevorzugt Gebrauch machen sollte.

Auf dem Gebiet der Verdauungserkrankungen hat die moderne Pflanzenheilkunde eine besondere Stellung. Sie steht, vom Blickwinkel naturnaher Anwendungsmöglichkeiten aus gesehen, neben der unentbehrlichen Diätetik fast gleichwertig da. Bei den ernährungsmitbedingten Stoffwechselerkrankungen dagegen spielt sie naturgemäß die zweite Geige. Deshalb sind bei solchen Störungen unterstützend wirksame Heilpflanzen im Anhang an die entsprechenden Ernährungskapitel beschrieben.

Punkte und Flächen zur Behandlung von Verdauungsstörungen

Es gibt eine Reihe von Punkten und Flächen auf der Haut, über welche man die Funktion der Verdauungsorgane günstig beeinflussen kann. Einige von ihnen, solche mit meist verläßlicher Wirksamkeit, sind im folgenden beschrieben. Man kann sie ergänzend oder auch symptomatisch zur Beseitigung von momentanem Mißbehagen einsetzen, sollte aber nicht vergessen, daß bei Verdauungsstörungen eine gezielte Ernährungsumstellung viel ursächlicher eingreift und daher bei Erstellung eines Therapieplanes im Rahmen der naturnahen Methoden als erstes zu berücksichtigen ist. Nur Punkte und Flächen zu verwenden, ohne gleichzeitig Ernährungsfehler zu beseitigen, ist nicht sinnvoll.

Die Flächen wirken über die Mechanismen der Reflexzonen: Zonen, die an der Fußsohle liegen, und solche, welche sich am Rücken befinden. Die Punkte wieder entstammen einem ganz anderem System, nämlich dem der chinesischen Akupunktur-Meridiane. Die Wirkmechanismen sind teilweise recht gut geklärt, so bei den Rückenreflexzonen: Ein Organ ist über bestimmte Nervenbahnen mit einem Hautareal am Rücken reflektorisch gekoppelt. Die Schaltstellen befinden sich am und im Rückenmark. Das Hautareal am Rücken stellt eine Art engere Lebensgemeinschaft mit seinem Organ oder mit seiner (zu einer Funktionseinheit zusammengefaßten) Organgruppe dar. Wenn das Organ gestört ist, bleibt auch das dazugehörige Hautareal nicht unbeschadet. Sehr schön verdeutlicht das ein Begriff aus der chinesischen Akupunktur, welcher dort in einem anderen (aber ähnlichen) Zusammenhang gebraucht wird: Der Begriff der Ehemann-Ehefrau-Beziehung:

Wenn der Ehemann (= das Organ) verarmt ist, merkt man das auch der Ehefrau = das dem Organ zugeordnete Hautareal an. Es ist schlecht ernährt und schlecht „gekleidet". Verquollen, teigig, porös und nicht selten mit Ausschlägen behaftet. Manchmal hängen im wahrsten Sinn des Wortes „die Fetzen" herunter — vermehrte Schuppung der Haut.

So kann man, und das gehört zur hohen Schule der Rückenreflexzonen, aus dem Zustand des Hautareals auf Reichtum oder Bedürftigkeit des dazugehörigen Organes schließen.

Verbessernde Maßnahmen am gekoppelten Hautareal nun verbessern auch die Situation des Organes. Das kann durch gezielte Bindegewebsmassagen erreicht werden, wie sie von Elisabeth Dicke vorgeschlagen wurden. Allerdings gehört dazu ein beachtliches Maß an Erfahrung und Technik. Richtige Heilmassagen sind dem Fachmann vorbehalten. Man kann hier einiges falsch machen. Für den Hausgebrauch werden für den Rücken Bürstungen mit Ölen empfohlen.

Auch am Fuß befinden sich Hautareale, welche jeweils einem Körperorgan oder einem Körperteil zugeordnet werden. Die meisten Flächen, darunter auch die für die Verdauungsorgane, sind auf der Fußsohle, andere am Fußrücken und an den Seiten der Fußschaufel. Die Kenntnis dieser Areale soll aus dem Volksgut stammen. Der amerikanische Arzt William H. Fitzgerald hat die Idee aufgenommen, die Areale geordnet und auch versucht, dem Gebäude der Fußreflexzonen einen theoretischen Unterbau zu geben. Letzteres ist zwar bis heute nicht schlüssig gelungen, doch scheint die Tatsache, daß eine bestimmte, oft sehr kleine Hautfläche des Fußes mit einem ebenso bestimmten Körperorgan in Wechselwirkung steht, durch Praxis und Beobachtung stets von neuem bestätigt. Fast zweifelsfrei.
Über die Landkarte der Organe an der Fußsohle gibt es teilweise voneinander abweichende Meinungen, mehr als bei der „Landkarte des Rückens", welche man sich ja aus der Kenntnis des Verlaufes der beteiligten Nervenbahnen regelrecht ausrechnen kann — im Prinzip aber stimmen die meisten Deutungen überein. Die hier angegebenen Flächen sind nach Dr. E. Sedlacek, der die Fitzgerald-Ingham-Karte*) nach seinen eigenen Erfahrungen modifiziert hat.
Auch die Fußreflexzonenmassage ist, technisch gesehen, ein Fachgebiet. Der Fachmann tastet sich an die eigentliche Zone aus deren bei Erkrankung mitgereizten Umgebung allmählich heran. Ein gewisser nicht übertriebener Schmerz darf an der behandelten Zone, solange der Finger des Behandelnden — gewöhnlich Daumen und/oder Zeigefinger — massiert, bestehen, muß aber, sobald der Finger abgehoben wird, wieder verschwinden. Der Schmerz darf also nicht nachklingen. Sonst ist die Massage zu brutal durchgeführt, Reflexe werden nicht ausgelöst, sondern erschlagen. Bei der Selbstbehandlung wird häufig der Stiel eines erwärmten Silberlöffels oder

*) Eunice D. Ingham, Therapeutin, maßgeblich beteiligt am Durchbruch der Fußreflexzonenmassage.

das Rollen mit einem Ball, Tennisball oder Hartgummiball zweckdienlich sein. Es gibt auch Spezialgeräte, wie den „Rollo Reflex Massager“, welchen Mildred Cater, eine amerikanische Therapeutin, die sich speziell mit der Selbstbehandlung der Reflexzonen beschäftigt hat, empfiehlt.
Die Punkte schließlich entstammen dem Meridiansystem der chinesischen Akupunktur. Schon vor mehreren tausend Jahren wurde neben Stechen mittels Nadel und Brennen mittels Räuchermaterial die Druckmassage vieler Punkte geübt. Dabei zeigt sich, daß manche — bei weitem nicht alle der fast 1000 möglichen Punkte — auf Druckbehandlung ganz hervorragend reagieren. Besonders Fernpunkte (Punkte fernab vom Ort des Geschehens) an Hand und Fuß. Sie entfalten meist eine momentane Erleichterung. Andere Punkte wieder, wie im Rahmen dieses Buches die am Bauch gelegenen Punkte gegen chronische Verstopfung, wirken besser, wenn man sie kurmäßig, durch Bürsten mit Ölen, 2 x täglich und über einen längeren Zeitraum nutzt.
Die Wirkungsweise der Punkte ist Gegenstand der modernen Forschung. Wahrscheinlich existiert das von den alten Chinesen angenommene Meridiansystem (eigene Bahnen, welche den ganzen Körper durchlaufen) wirklich und tritt als Mittler auf.
Praktisch kann man alle drei Anwendungsmöglichkeiten — die Flächen an den Fußsohlen, die Flächen am Rücken und die Punkte des Meridiansystems — kombiniert verwenden. Auf diese Weise erhält man sicherlich die besten Resultate. Man kann aber auch jedes System für sich allein gebrauchen.
Laienhafte Selbstbehandlung ist einer gelernten Fremdbehandlung, was den Effekt einer Einzelanwendung anbetrifft, nie gleichwertig. Nach dem Prinzip des steten Tropfens aber, welcher den Stein höhlt, kann man auch hier viel erreichen.
Die Techniken sind möglichst einfach. Und sie sollen auch einfach sein.
Die Areale an der Fußsohle werden mit einem geeigneten Ball gerollt oder mit dem Stiel eines erwärmten Silberlöffels massiert. Wenn man den Finger benutzt, dann am besten die Tastflächen von Daumen oder Zeigefinger, oder auch den Fingerknöchel. Zweimal täglich, morgens und abends, sanft und geduldig. Die Areale am Rücken (dafür braucht man fast immer eine Hilfsperson) werden mit einem Öl beschichtet und dann regelrecht poliert, so wie man einen wertvollen Schuh poliert: mit der Bürste, ohne zuviel Druck, in

Längs-, Kreisstrichen. Als Öle eignen sich alle hautfreundlichen Funktionsöle. Distelöl ist eigens erwähnt. Es enthält 75% mehrfach ungesättigter Fettsäuren. Deren Zerfallsenergie, welche beim Kontakt mit der Luft entsteht, soll das Geschehen zusätzlich aktivieren. Zweimal täglich 2—5 Minuten. Die Punkte werden mit der Fingerkuppe mittelfest und rhythmisch massiert, oder mit Öl gebürstet, je nachdem, um welche Punkte es sich handelt. Dauer einer Behandlung: 30 Sekunden bis maximal 2 Minuten.

Punkte- und Flächenmassage bei Magen- und Zwölffingerdarmleiden

Die Fußreflexzonen

Magen und Zwölffingerdarm stellen eine Funktionseinheit dar. Das ist besonders an den entsprechenden Reflexarealen ersichtlich, welche ein getreues Spiegelbild der Verhältnisse im Inneren des Körpers darstellen. So besitzen Magen und Zwölffingerdarm an der Fußsohle ein gemeinsames Areal, das bei der Behandlung auch stets gemeinsam erfaßt wird. Will man eine Trennung im Sinne von W. H. Fitzgerald vornehmen, dann die, daß der Magenanteil des Areals in der ersten, von der Großzehe ausgehenden Zone liegt, während dem Zwölffingerdarm jener Teil des Areals entspricht, der in die zweite Zone ragt. Eine kleine, kaum einen halben Quadratzentimeter große Fläche ist beiden gemeinsam. Hier ist der Magenausgang repräsentiert, welcher zugleich den Eingang in den Zwölffingerdarm darstellt. Von der Häufigkeit her gesehen, spielt sich dort das meiste krankhafte Geschehen ab. Es ist eine Schwachstelle im System Magen — Zwölffingerdarm, im Körperinneren ebenso wie an der Fußsohle. An dieser Stelle findet der erfahrene Reflexmasseur besonders oft schmerzhafte Verquellungen unter der Haut und kann dann, mit viel Fingerspitzengefühl und Technik, bei bestehenden Beschwerden im Oberbauch oft schlagartige Erleichterung bringen. Auffallend ist, daß jenes gemeinsame Areal für Magen und Zwölffingerdarm sich nur an der *rechten Fußsohle* intensiv repräsentiert. An der *linken Fußsohle* ist es zwar auch vorhanden, die „Reflexbahn" aber ist hier nur angedeutet. Dieses spiegelbildliche linke Areal wiederum steht mit der Bauchspeicheldrüse in Kontakt. Diese

gehört zum erweiterten Funktionskreis Magen — Zwölffingerdarm. Man nennt sie auch eine „Darmanhangs"-Drüse, welche ihre für die Verdauung unerläßlichen Sekrete direkt in den Zwölffingerdarm abgibt. So wird ihre Spiegelbild-Repräsentanz an den Fußsohlen auch verständlich.
Noch etwas ist in diesem kleinen, wichtigen Areal repräsentiert: das *Sonnengeflecht;* es liegt ganz innen, an der Fußkante, schon im Übergang zum Innenrist, und betrifft den nervlichen Anteil des Magens und seiner Umgebung. Wenn man hier gut massiert, lösen sich unangenehme Verspannungen im Oberbauch; man wird von einem wohligen Wärmegefühl durchflutet. Das Sonnengeflecht scheint, wie alle Areale, die mit den Nerven zusammenhängen, seine Reflexbahnen gleichmäßig an beiden Fußsohlen zu besitzen, links ebenso wie rechts.

Zusammenfassend ergibt sich folgendes Bild:

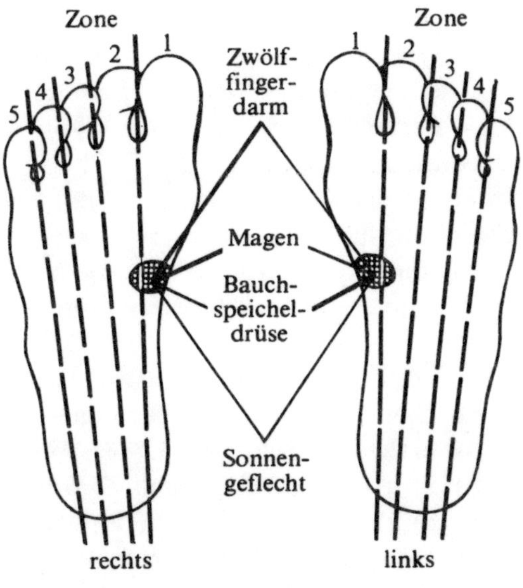

Magen, Zwölffingerdarm, Bauchspeicheldrüse und Sonnengeflecht stellen im Körpergeschehen eine einem Brennpunkt nicht unähnliche Funktionseinheit dar. Auch auf der Fußsohle ist ihr gemeinsames Reflexareal seltsam konzentriert. Ganz innen, in der Intensität gleichmäßig auf rechts und links verteilt, das Sonnengeflecht. Eine winzige Repräsentanz-Fläche, die fast schon an Akupunktur-Dimensionen erinnert. Daneben, vorwiegend rechts, der Magen und anschließend in nahtlosem Übergang der Zwölffingerdarm. Links ist das Areal in erster Linie von der Bauspeicheldrüse besetzt. Mit der beidseitigen Massage erfaßt man also stets ein einheitliches Körpergeschehen.

Bei so kleinen Arealen ist die direkte Massage mit der Fingerkuppe immer am effektvollsten. Um das selbst durchführen zu können, braucht man allerdings einiges an Übung. Man wird sich also meist einem ausgebildeten Masseur anvertrauen.
Mit Hilfe des Stieles eines erwärmten Silberlöffels aber kann man, vor allem, da man die Möglichkeit zu einer regelmäßigen Behandlung besitzt — morgens und abends je 2—5 Minuten auf jeder Seite — sich doch — langsam, aber sicher — Erleichterung bringen. Mangelnde Technik wird nämlich durch Regelmäßigkeit der Anwendung oft ausgeglichen. *)

Die Rückenreflexzonen

Diese zeigen ebenfalls die Funktionseinheit beider Verdauungsabschnitte auf. Die Hauptareale liegen musterartig verteilt, und auf den ersten Blick scheint es keinen Zusammenhang der Flächen zu geben. Durch weniger intensiv wirkende Nebenareale aber, welche auf der Abbildung der Einfachheit halber nicht eingezeichnet sind, gibt es fließende Verbindungen, Brücken von Hauptareal zu Hauptareal. Jene befinden sich neben der Wirbelsäule zwischen 10. und 12. Brustwirbel, ferner an der unteren Schulterblattspitze, am Schulterblatt selbst unterhalb der querverlaufenden Knochenleiste (Schulterblatt-Gräte), mit Ausläufern in den Oberarm-Schulterblattwinkel, sowie nahe dem Nacken-Schulterblattwinkel oberhalb des Schulterblattes.
Während der Magen seine Reflexzonen vorwiegend links besitzt, hat der Zwölffingerdarm die seinen auf der rechten Seite des Rückens. Ein erfahrener Masseur kann daher den Unterschied zwischen einer reinen Magenerkrankung und einer reinen Zwölffingerdarmerkrankung an der stets fühlbar vermehrten Hautspannung über den Arealen — ob rechts oder links ausgeprägter — regelrecht ertasten. Dementsprechend wird die Behandlung, welche heilsame Reflexe auslösen soll, mehr links oder mehr rechts durchgeführt. Für den Hausgebrauch, bei dem wir die Bürstung empfehlen, wird man hier freilich wenig Unterschied machen — das bleibt dem Fachmann

*) Nach Angaben vieler Autoren liegt das Areal für das Sonnengeflecht im Zentrum der Fußsohle. Das widerspricht jedoch der „Logik" der Fußreflexzonen, wonach median-gelegene Körperorgane ihre Repräsentanz in der Zone I der Fußsohle — Großzehe/Innenrist — besitzen.

überlassen — und die Areale beidseits behandeln: von unten nach oben, Areal für Areal, möglichst exakt und bedächtig, ohne Hast und Gewalt; so wie man einen Schuh poliert — in Strichen, in Kreisen reibt man mit einer Nylonborstenbürste Distelöl auf.

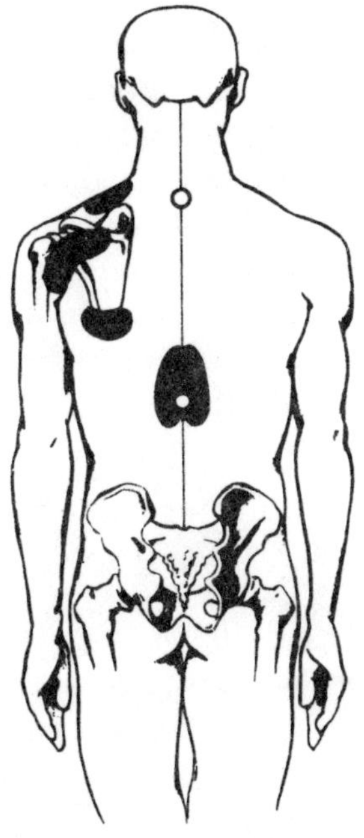

Auf der Abbildung sind die Rückenreflexareale für den Magen eingezeichnet. Sie befinden sich vorwiegend am linken Rücken, nur das unterste Areal reicht auch auf die rechte Seite. Hier befinden sich hervorragende Akupunkturpunkte. Die Areale für den Zwölffingerdarm befinden sich völlig spiegelbildlich auf der rechten Rückenseite. So kommt im Muster das Gemeinsame beider Teilabschnitte unseres Verdauungstraktes zum Ausdruck, während ihre Verschiedenheit in den beiden Seiten des Rückens, links und rechts, repräsentiert ist.

Wirksame Einzelpunkte

Sie entstammen dem Meridiansystem der chinesischen Akupunktur. Drei Punkte des Blasenmeridianes sind dabei besonders hervorzuheben. Sie haben eine breite, ganz allgemeine Wirkung auf Störungen verschiedener, auch gegensätzlicher Art. Dazu gehören:

1. Der 20. Punkt des Blasenmeridianes: „Zustimmungspunkt des Milz-Pankreas“ (B 20)

2. Der 21. Punkt des Blasenmeridianes: „Zustimmungspunkt des Magens“ (B21)
3. Der 22. Punkt des Blasenmeridianes: „Zustimmungspunkt des dreifachen Erwärmers“ (B22)

Zustimmungspunkte, chinesisch Yu-Punkte, zeichnen sich durch ihre prompte, organbezogene Wirkung aus. Vor allem bei funktionell ausgelösten Schmerzen kann man über sie, mittels kräftiger Massage, oft verblüffend prompte Beschwerdefreiheit erreichen.
Sie haben aber auch eine weitere positive Eigenschaft: Sie wirken ausgesprochen regulierend, gegen Magensäuremangel ebenso wie gegen Übersäuerung; vermehrte Spannungszustände werden gelöst, der übertrieben schlaffe Magen wird tonisiert.
Es ist sicherlich kein Zufall, daß sich eine für Magen und Zwölffingerdarm wichtige Rückenreflexzone genau dort befindet, wo auch diese drei Punkte lokalisiert sind.

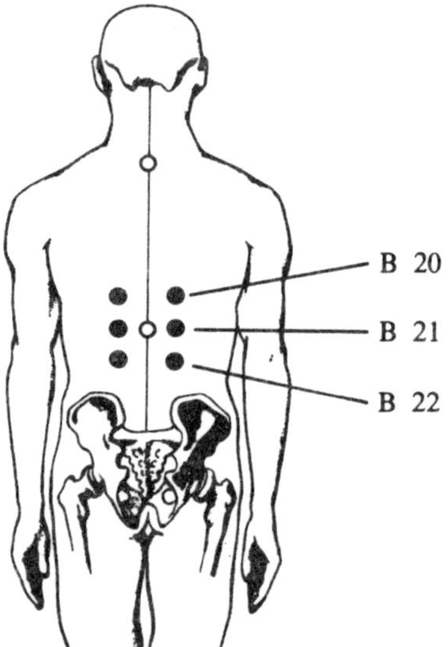

Etwa 2—3 cm links und rechts der Mittellinie befinden sich 3 Punkte, mit deren Hilfe man allfällige Magen-Zwölffingerdarmbeschwerden oft gut in den Griff bekommt und sich zumindest fürs erste Erleichterung verschaffen kann.
Der B20 liegt in der Höhe knapp unterhalb des Dornfortsatzes des 11. Brustwirbels, der B21 des 12. Brustwirbels (Kreis), der B22 des 1. Lendenwirbels. Die Massage wird bei Bedarf mit der Fingerkuppe einer Hilfsperson durchgeführt. Kräftig, etwa 30—60 Sekunden lang. Die Punkte sind meist nicht schwer zu finden, da sie, wenn ihre Massage angebracht ist, deutlich druckschmerzhaft sind.

Selbst erreicht man mit der Hand die Punkte gewöhnlich nicht und braucht daher eine Hilfsperson. Manche Patienten benutzen aber einen kleinen Vorsprung an der Wand, um sich selber, ähnlich wie es eine Katze tut, an dieser Stelle zu reiben.
Ein weiterer magenwirksamer Punkt befindet sich unterhalb des Knies an der Schienbeinaußenkante, ganz oben. Man findet ihn am besten, wenn man mit dem Finger etwa in der Mitte des Unterschenkels die Außenkante des Schienbeins sucht, den Finger langsam heraufzieht, bis man in eine kleine Mulde fällt. Hier verspürt man meist auch einen leichten, dumpfen Schmerz. Dieser stets beidseits zu massierende Punkt ist der 36. Punkt des Magenmeridianes (M 36). Er hat eine sehr breitgefächerte Wirkung, vor allem auf nervöse Verspannungen. Erwartungsangst, Behördenangst und Prüfungsangst sind seine „Leitsymptome", die Symptome, welche anleiten, daß man diesen Punkt verwenden kann.

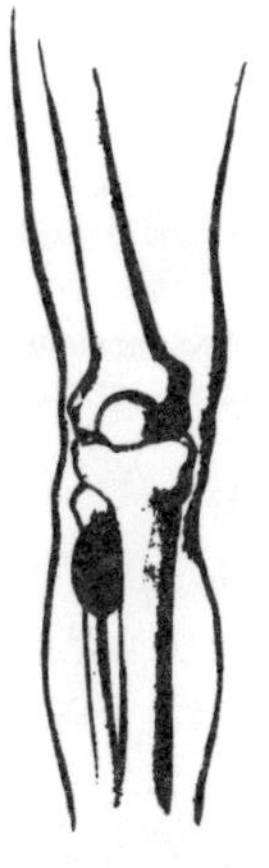

Bei allen nervösen Magenbeschwerden, aber auch bei nervös ausgelösten Durchfällen, ist der Punkt M36, an der Schienbeinaußenkante knapp unterhalb des Knies, meist verläßlich wirksam. Man massiert ihn an beiden Beinen gleichzeitig, am besten im Sitzen, bis sich die Spannung gelockert hat und die Magengegend wohlig warm durchflutet ist.

Sehr stark aber auch seine Wirkung auf den Magen: Vor allem die *Magennerven* werden durch ihn beruhigt. In dieser Hinsicht wirkt er ähnlich wie die Melisse (s. Seite 124). Man kann auch beide kombinieren: 30 Tropfen Melissengeist innerlich, und die Massage des Punktes M 36 äußerlich. Wenn einem die Magennerven

„durchgehen", wenn man sich überstreßt fühlt und das in der Magengrube spürt...
Aber auch für sich allein ist der Punkt wirksam. Tritt der Bedarf ein, so massiert man beide Seiten, also rechts und links gleichzeitig und so lange, bis ein angenehm warmes Gefühl im Magen entstanden ist. Am besten funktioniert das im Sitzen. Erwähnt werden soll, daß dieser Punkt auch gegen Durchfälle gut wirkt, vor allem, wenn diese nervös ausgelöst sind.

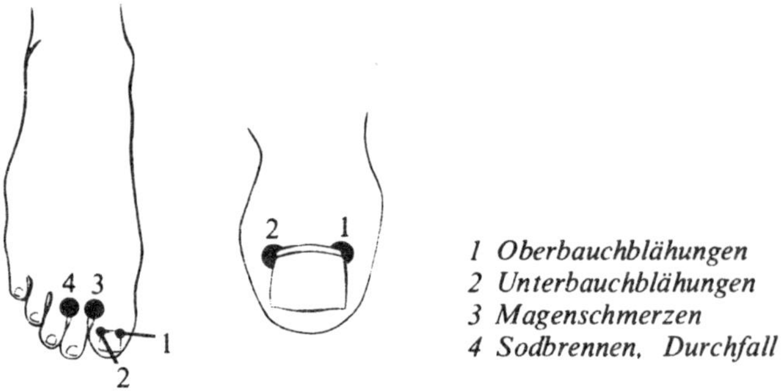

Diese 4 Fernpunkte am Fuß sollte man geruhsam und sanft bearbeiten. Auf keinen Fall mit einem spitzen Gegenstand oder mit zuviel Gewalt. Gerade bei älteren Menschen und bei Bestehen der entsprechenden Störung im Körperinneren ist die Haut hier oft empfindlich. Man kommt auch mit milder Vorgangsweise zum Ziel.

Einige aktuelle Punkte, welche auf Magen, Zwölffingerdarm und überhaupt auf den ganzen Bauch wirken, befinden sich auf kleinem Raum nebeneinander im Bereich der Großzehe und der zweiten Zehe.

1. Am inneren Nagelfalzwinkel der Großzehe befindet sich der 1. Punkt des Milz-Pankreasmeridianes. Er wirkt gegen Blähungen im *Oberbauch.*
2. Am äußeren, der zweiten Zehe zugewandten Nagelfalzwinkel liegt der 1. Punkt des Lebermeridianes. Er wirkt gegen Blähungen im *Unterbauch.*
3. Zwischen Großzehe und zweiter Zehe liegt auf der Schwimmhautfalte der 2. Punkt des Lebermeridianes. Er wirkt gegen Schmerzzustände im Magen.
4. Zwischen zweiter und dritter Zehe schließlich, auf der Schwimmhautfalte, liegt der 44. und vorletzte Punkt des Magenmeridianes. Seine Wirksamkeit: gegen Sodbrennen, auch gegen Durchfälle.

Man massiert diese Punkte stets beidseitig und nicht zu fest. Vor allem an den Nagelfalzpunkten kann man sich unter Umständen Verletzungen mit nachfolgenen Eiterungen zuziehen.

Punkte- und Flächenmassage bei chronischer Verstopfung

Die chronische Verstopfung ist, therapeutisch gesehen, in erster Linie ein Problem richtiger Ernährung, ausreichender Bewegung und, wie alle regelmäßig erwünschten Funktionen des Körpers, auch eine Frage der regelmäßigen und nicht zu hektischen Lebensweise. In zweiter Linie sind Heilkräuter zu erwähnen, wobei, wie wir im entsprechenden Kapitel feststellen werden, die verläßlich wirksamen auch die verläßlich giftigen sind. Viele Verstopfungen sind erst durch Heilkräutermißbrauch chronisch geworden. Über den Begriff „chronisch" hinaus gibt es gerade bei der Verstopfung auch das häufig zu Recht gebrauchte Wort „hartnäckig". Die Störung ist leider oft genug erst dann wirksam und dauerhaft zu beseitigen, wenn man von allen zur Verfügung stehenden *unschädlichen* Methoden Gebrauch macht. *)
Deshalb haben die Punkte und Flächen ihren berechtigten Platz bei der Behandlung der chronischen Verstopfung, wenn sie auch, nach Ernährung und nach „gesunden" Heilkräutern, erst an dritter, ergänzender Stelle geführt werden können. Wie immer kann man die verschiedenen Systeme — Fußreflexzonen, Rückenreflexzonen und Meridianpunkte der chinesischen Akupunktur — jeweils für sich allein verwenden, oder aber, und das wird in vielen Fällen zielführender sein, kombinieren.

Die Fußreflexzonen

Die Areale für den gesamten Magen-Darmtrakt befinden sich nahezu seitengleich in der Höhlung des Fußes und dem daran anschließenden inneren Teil der Ferse. Das Gesamtareal dient der besseren Verdauung schlechthin, die einzelnen Darmabschnitte sind innerhalb dieses Gesamtareals aufgegliedert. Vorne der Magen, hinten an der Ferse der Mastdarm. Ein erfahrener Fußreflexzonenmasseur findet die gestörten

*) Mit schädlichen Methoden läßt sich die chronische Verstopfung leicht durchbrechen. Tag für Tag aufs neue zwar nur, aber wirksam. In dieser verführerischen Wirksamkeit liegt die große Gefahr mancher Heilkräuter.

Stellen und damit die eigentlichen, die Verstopfung verursachenden Teile des Magen-Darmtraktes recht exakt. Es wird sich also meist auszahlen, gerade bei der chronischen Verstopfung einen erfahrenen Fußzonenreflexmasseur aufzusuchen.

Eine einfache Selbstbehandlung ist das tägliche *Ballrollen:*

Zweimal täglich, morgens und abends, massiert man das Gesamtareal mit Hilfe eines Tennisballes gründlich durch. Man braucht dazu einige Übung. Am besten wird der Ball, während man selbst bequem sitzt,

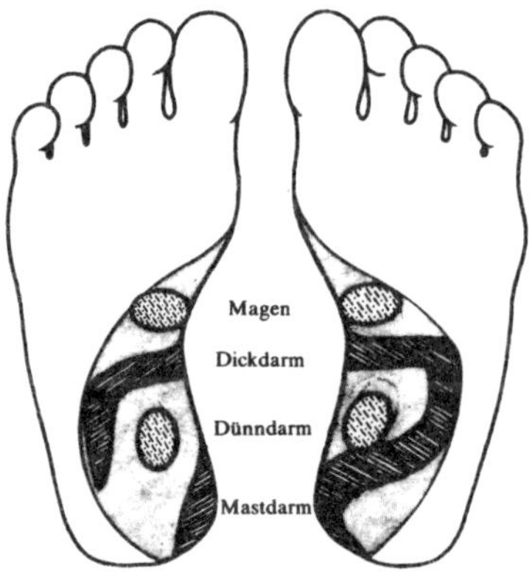

Das Verdauungsareal unserer Fußsohle ist nahezu seitengleich. Ein Fußsohlenreflexmasseur kann hier gezielt arbeiten. Aber auch die regelmäßige Selbstmassage mit Hilfe eines Tennisballes unterstützt als Maßnahme gegen die oft so schwierig effektvoll zu behandelnde chronische Verstopfung. Dieselben Areale aber wirken auch — das ist ein Wesen regulierender Reflexe — gegen chronische Durchfälle.

zwischen Boden und Fußsohle gelegt und auf jeder Seite etwa 10 Minuten (anfangs nicht zu fest — eher sanft) von vorn nach hinten und zurück gerollt. Mit der Zeit, wenn sich der Reflex eingespielt hat, genügt es, wenn man für diese Tätigkeit jeweils nur mehr zwei bis drei Minuten aufwendet. Man kann die Effektivität des Ballrollens selbst gut beobachten. Wenn es richtig durchgeführt ist, treten im Bauch neben dem allgemeinen angenehmen Wärmegefühl (bessere Durchblutung) da und dort glucksende, mit einem entlastenden Darmgefühl verbundene Geräusche auf: Ein den normalen Verdauungsvorgang hemmender

Krampf hat sich gelöst oder eine ebenso hinderliche Lähmung ist beseitigt worden. Wichtig ist, daß man nicht auf die Innenseite der Ferse vergißt, welche den Mastdarm, der den Stuhl letztlich ausstoßen muß, repräsentiert. Gelegentlich verspürt man, bei richtigem Ballrollen, den nicht unangenehmen Abgang einer Blähung aus dem untersten Darmbereich. Das war dann ein „eingeschlossener Wind", welcher die Mastdarmwand in Spannung hielt und reflektorisch verhinderte, daß Stuhl von oben nachfolgen konnte.

Die Rückenreflexzonen

Die wichtigsten Areale befinden sich in der Mitte oberhalb des Kreuzbeines, zwischen den Beckenschaufeln und in den Winkeln zwischen Nacken und Schultern. Diese Areale eignen sich gut für die

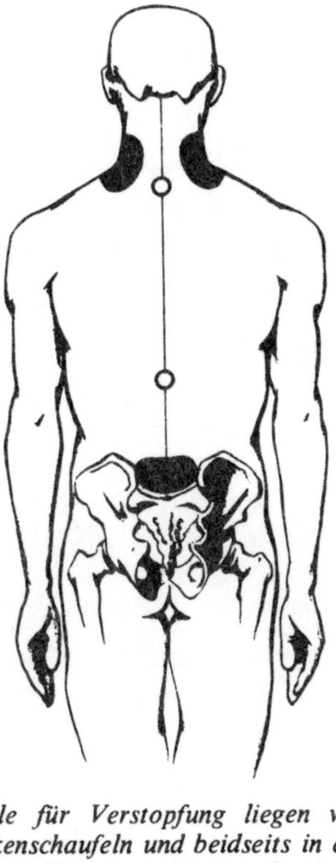

Die Rückenreflexzonen-Areale für Verstopfung liegen weit auseinander: über dem Kreuzbein zwischen den Beckenschaufeln und beidseits in den Nacken-Schulterwinkeln. Hier wird sanft kreis- und strichförmig gebürstet, 2—5 Minuten täglich jedes Areal. Wie bei allen Reflexbehandlungen potenziert sich die Wirkung, wenn man für die Anwendung stets dieselbe Tageszeit wählt: den frühen Morgen oder/und den späten Abend etwa.

Bürstung, welche sanft erfolgen soll, wie überhaupt Elisabeth Dicke Wert darauf legt, daß die Behandlung bei Verstopfung über Reflexmassage sanft erfolgen soll, vor allem, wenn man den Bauch, auf dem sich im Bereich der Beckenschaufeln ebenfalls Reflexstellen befinden, mitbehandelt. „Jeder harte Griff löst neuen Darmspasmus aus." Die bauchseitigen Reflexstellen sind dem Fachmann vorbehalten. Wir haben dort brauchbare Akupunkturpunkte, welche als Einzelpunkte oder in der Kombination für den Hausgebrauch eher zu empfehlen sind.

Wirksame Einzelpunkte

Wirksame Einzelpunkte des chinesischen Akupunktursystems befinden sich vor allem am Bauch.

Der *PaM 48* mit dem treffenden Namen „Darmfluß" befindet sich knapp innerhalb der Mitte des Leistenbandes an einer Stelle, die bei chronischer Verstopfung oft druckschmerzhaft ist.

Die *Punkte 15 und 16 des Milz-Pankreas-Meridianes,* „Großkehr" und „Bauchleid", liegen seitlich am Bauch auf einer Linie, welche senkrecht von der Brustwarze abwärts gezogen gedacht verläuft, der MP 15 in Nabelhöhe und der MP 16 exakt an der Rippenbogenkante.

Der *Punkt KG 12,* „Mittlerer Kanal", schließlich liegt etwas höher als der MP 16 auf der Linie zwischen unterer Brustbeinspitze und Nabel.

Am besten orientiert man sich an der Abbildung. Dabei ergibt sich auch eine logische Reihenfolge der Bürstung der Punkte:

1. PaM 48 rechts
2. MP 15 rechts
3. MP 16 rechts
4. KG 12
5. MP 16 links
6. MP 15 links
7. PaM 48 links.

PaM = Punkt außerhalb der Meridiane
MP = Milz-Pankreasmeridian
KG = Konzeptionsgefäß

Jeder Punkt wird kreisförmig, im Uhrzeigersinn, gebürstet. Zur Bürstung verwendet man am besten Distelöl und eine Nylonzahnbürste. Das Distelöl besitzt 75% mehrfach ungesättigter Fettsäuren. Diese zerfallen an der Luft sofort und liefern den Punkten offenbar auf diese Weise Energie. Zumindest ist die Wirkung erfahrungsgemäß besser, als wenn man gewöhnliches Öl oder Fett benutzt.

Die Nylonborsten der Bürste saugen das Öl nicht an wie Naturborsten, auf denen sich bald Zersetzungsprodukte bilden würden. Außerdem lassen sich Nylonborsten leichter reinigen und sind deshalb für unsere Zwecke hygienischer.

Dauer der Bürstung der einzelnen Punkte: jeweils 30 Sekunden bis längstens 2 Minuten. Noch länger hätte wenig Sinn, es würde den Effekt kaum steigern. Allenfalls kann man die Serie ein zweites Mal durchführen.

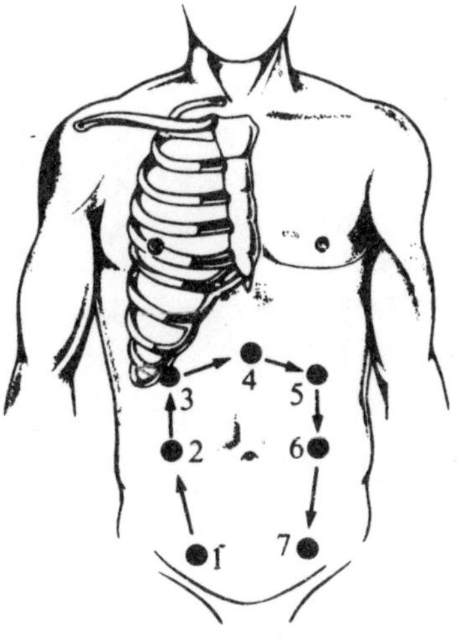

Bürstung von Akupunkturpunkten bei chronischer Verstopfung. Die Punkte werden sinnvoll in der durch die Pfeile angezeigten Reihenfolge bearbeitet.
1. PaM 48 rechts. 2. MP 15 rechts. 3. MP 16 rechts. 4. KG 12. 5. MP 16 links. 6. MP 15 links. 7. PaM 48 links.
Sanft im Uhrzeigersinn bürsten. Für den Einzelpunkt benötigt man 30 Sekunden bis maximal 2 Minuten. In schweren Fällen von Verstopfung wird man die Behandlung zweimal täglich, morgens und abends, am besten auf dem Rücken liegend durchführen. Als Materialien empfehlen sich Distelöl und Nylonborsten-Zahnbürste.

Punkte- und Flächenmassage bei Leber- und Galleleiden

Die Fußreflexzonen

Auch Leber und Gallenblase stellen eine Funktionseinheit dar. Das eigentliche Areal, welches für beide gemeinsam ist, befindet sich nur auf der rechten Fußsohle. Gelegentlich aber tritt, spiegelbildlich, auch an der linken Sohle bei Erkrankungen von Leber und Gallenblase eine „Reiz"-zone auf. Diese wurde dann durch ein besonderes Geschehen, z. B. eine akute Gallenblasenentzündung, herausgereizt. In solchen Fällen wird ein Fußsohlenreflexmasseur sehr vorsichtig vorgehen und jene besonders gereizten Zonen nur durch sanftes Darüberstreichen mit dem Finger behandeln, beziehungsweise überhaupt erst von anderen Zonen, welche mit dem Leber-Gallenblasen-Areal gekoppelt sind, sich allmählich an diese herantasten. Solche gekoppelten Areale sind die der übrigen Bauchorgane, welche bei intensiven Erkrankungen von Leber und Gallenblase stets in Mitleidenschaft gezogen sind, sowie Wirbelsäule und rechte Schulter, Stellen, wohin die Schmerzen bei einem Gallenanfall häufig ausstrahlen. Natürlich wird auch der ausgebildete Fußsohlenreflexmasseur bei akutem Geschehen nicht selbsttätig arbeiten, sondern stets den Arzt zu Rate ziehen.

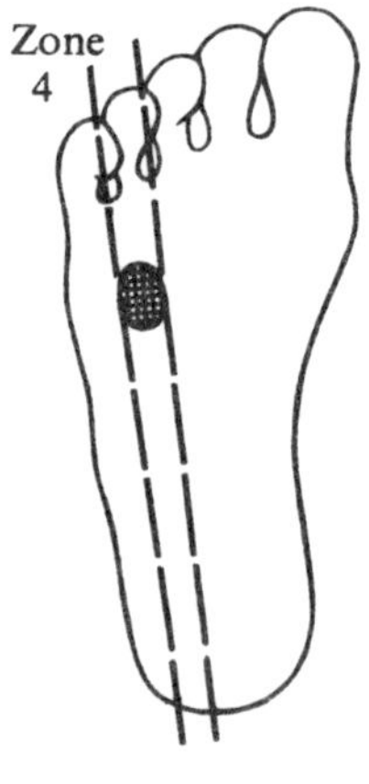

Das Areal von Gallenblase und Leber befindet sich hinter der 4. Zehe (Zone 4), noch am Fußballen. Darunter tastet man das Köpfchen des 4. Mittelfußknochens. Üblicherweise sind Leber und Gallenblase nur an der rechten Fußsohle repräsentiert. Bei akuten Erkrankungen findet man das Areal als besondere „Reizzone" aber auch links.

Für die Selbstbehandlung eignet sich das Areal bei der sogenannten „unruhigen" Gallenblase. „Betriebsstörungen der Gallenwege", wie sie auch genannt werden. Es sind keine auffallenden objektiven Befunde vorhanden. Doch leiden die Patienten immer wieder an leichtem Druck im rechten Oberbauch, Blähungen, etwas Übelkeit. Ein Mißbehagen, von dem man spürt, daß es von der Gallengegend ausgeht. Solche Beschwerden bleiben häufig auch nach Abgang eines Gallensteines noch einige Zeit bestehen. Zur Behandlung derartiger Restbeschwerden kann man die Fußsohle, selbstverständlich im Verein mit anderen Maßnahmen, gut heranziehen. Das Areal eignet sich zum täglichen Ballrollen: Morgens und abends je 3—5 Minuten. Wenn man es einigermaßen richtig trifft, sollte man das Nachlassen von Spannungen im rechten Oberbauch schon während des Ballrollens deutlich verspüren.

Die Rückenreflexzonen

Auch am Rücken befinden sich die Reflexareale für Leber und Gallenblase vorwiegend rechts. Zwei der Areale, jenes an der unteren

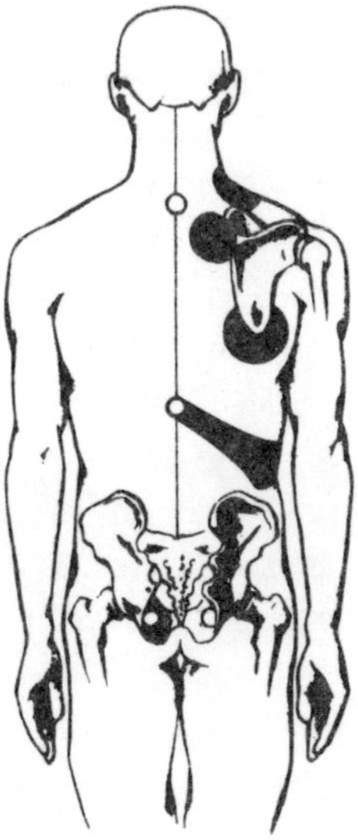

Die Areale für Leber und Galle befinden sich am rechten Rücken. Das von oben zweite Areal an der Schulterblatt-Innenkante ist bei entsprechenden Störungen, Leberfunktionsschwäche nach überstandener Gelbsucht, Gallengangsreizung nach Steinabgang und nach Operationen, noch lange deutlich druckschmerzhaft. Die Reflexbeziehung zum inneren Organ ist hier besonders ausgeprägt.

Schulterblattspitze und das am Nacken-Schulterwinkel, sind auch für den Zwölffingerdarm zuständig. Das ist durchaus sinnvoll, denn das Gallesekret mündet in diesen Darmabschnitt. Ebenso, wenn sie auf normalem Weg abgehen, die Gallensteine. Bei Erkrankungen der Gallenwege sind häufig Teile des Zwölffingerdarmes in Mitleidenschaft gezogen.

Besonders typisch aber für Störungen im Leber-Galle-System ist das Areal innerhalb der rechten Schulterblattkante in Höhe des 2. bis 4. Brustwirbels. Die Fläche ist dann auf Druck deutlich schmerzhaft. Sie bleibt auch während des Ausheilprozesses noch lange empfindlich. Hier wird man besonders sanft und sorgfältig bürsten.

Wirksame Einzelpunkte

Für Leber und Gallenblase gibt es einige gut wirksame Akupunkturpunkte. Sie wirken vor allem bei funktionellen Störungen wie Krampfneigung der Gallenwege, bei Blähungen, Verstopfung oder Durchfällen im Gefolge von Leber-Gallen-Erkrankungen.

Die Rückenpunkte zeichnen sich vor allem durch ihre prompte Wirkung bei schmerzhaften Zuständen, wie sie nicht selten nach Diätfehlern auftreten, aus. Sie sind paarig angeordnet, im Unterschied zu den einseitig rechts gelegenen Reflexzonen, und sie überschneiden sich mit diesen kaum.

1. Der 18. Punkt des Blasenmeridians (B 18) ist der „Zustimmungspunkt der Leber". Er wirkt besonders auch bei Blähungen und anderen Begleitsymptomen von Lebererkrankungen, auch bei Augapfelschmerzen, wenn diese mit der Leber zusammenhängen. Der Punkt liegt beidseits der Rückenmittellinie, 2—3 cm seitlich, in Höhe des 9. Brustwirbeldornfortsatzes. Er ist, ebenso wie der nächste Punkt, bei den entsprechenden inneren Störungen deutlich druckempfindlich.

2. Der 19. Punkt des Blasenmeridianes befindet sich 2—3 cm darunter. Es ist der „Zustimmungspunkt der Gallenblase": Ein ausgesprochen spezifischer Punkt für Gallenblase und Gallenwege. Mittlere Schmerzzustände bekommt man mit ihm durchaus in den Griff.

Beide Punkte werden bei Bedarf kräftig massiert. Massagedauer 30 Sekunden bis 2 Minuten. Zweckmäßig beginnt man mit der rechten Seite, denn in vielen Fällen genügt das bereits, um funktionelle Beschwerden oder Schmerzzustände auf ein erträgliches Maß zu drücken.

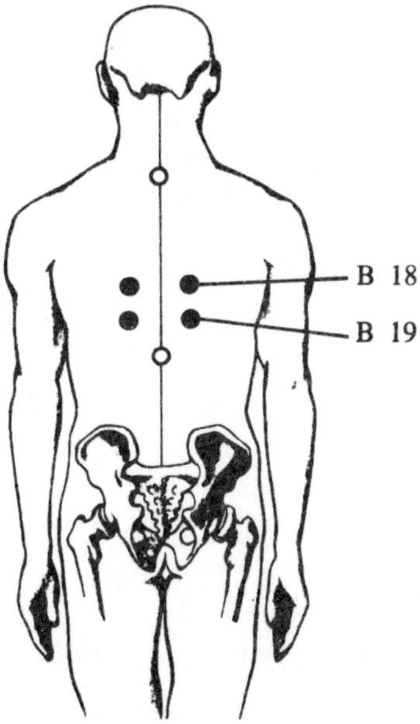

Der „Zustimmungspunkt der Leber" (B 18) und der „Zustimmungspunkt der Gallenblase" (B 19) befinden sich am Rücken, unweit voneinander entfernt. Sie sind durch ihre prompte Wirkung vor allem bei funktionell ausgelösten Schmerzzuständen ausgezeichnet. Es genügt meist eine kurze, aber kräftige Massage, um Erleichterung zu erzielen.

Leichter als die Rückenpunkte erreicht man, wenn man auf sich selbst angewiesen ist, die Fernpunkte.

1. Der Punkt Hand 15, „Magen-Darmpunkt". Man könnte ihn als allgemeinen Bauchpunkt bezeichnen. Er befindet sich in der Mitte der Handfläche. Bei schmerzhaften Oberbauchbeschwerden ist ein Versuch mit ihm angebracht. Sollte er nicht ausreichend wirken, kann man immer noch die etwas umständlicher zu findenden Rückenpunkte heranziehen.

2. Dicht nebeneinander befinden sich an der Unterschenkelaußenkante zwei vorwiegend auf Gallestörungen wirksame Punkte:
a) der PaM 152 „Gallenblasenpunkt" und

b) der Neu-Punkt 92 „Unterhalb von Galle 34“; das heißt, daß dieser Punkt knapp unterhalb der Nr. 34 des Gallenblasenmeridianes liegt, auch selbst auf diesem Meridian sich befindet, ohne aber ein klassischer Punkt desselben zu sein. Er ist ein „Neu-Punkt“, ein im Verlauf der Meridiane neu gefundener Punkt.

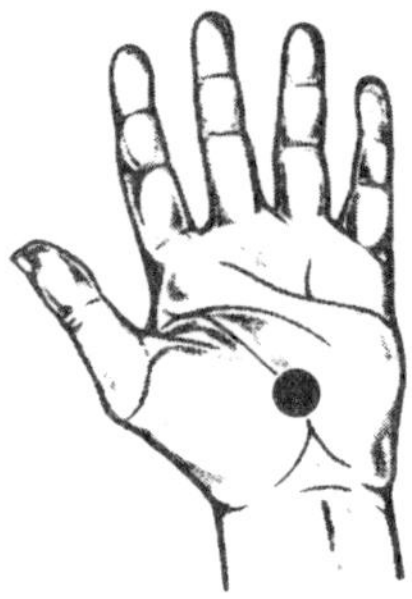

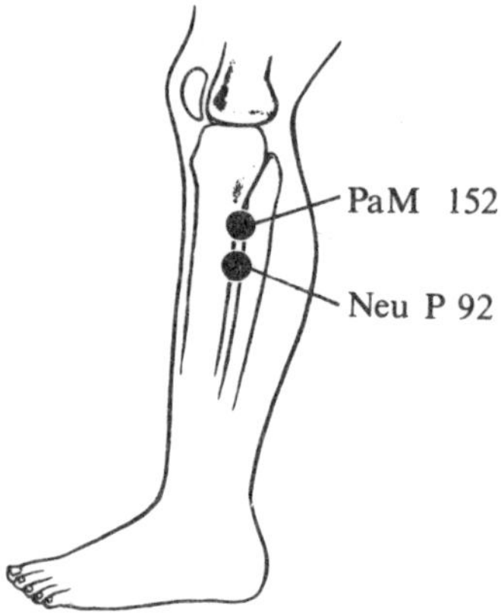

Der PaM 152 dagegen liegt auf keinem Meridian. PaM heißt „Punkt außerhalb der Meridiane“.
Beide haben gute Wirkung bei Gallen- und Gallengangsbeschwerden aller Art. Sie sind auch leicht zu erreichen. Man kann sie durch die Beinkleider hindurch erfühlen, da sie auf Druck einen ausgesprochen unangenehmen Schmerz erzeugen — und zwar nur dann, wenn bei Gallenblase oder Gallengängen irgend etwas nicht in Ordnung ist.

Verdauungs- und Stoffwechselerkrankungen durch Fehlernährung

Erbanlage, Fehlernährung und Erkrankung

Es gibt die Vorstellung, daß alle Krankheiten bezüglich ihrer Ursache in zwei große Gruppen einzuteilen sind: In solche, die aus chronischen Ernährungsfehlern resultieren, dazu würden „alle Stoffwechselerkrankungen, wie Fettsucht, Zuckerkrankheit, Leberschäden, Gallensteine, Gicht usw." (Bruker) zählen, und auch die meisten Verdauungserkrankungen. Und in solche, welche „lebensbedingt" sind. Damit sind Krankheiten gemeint, welche „aus Verstößen gegen Lebensgesetze, aus mangelnden Erkenntnissen, falschen Vorstellungen, Konflikten, der Fehleinschätzung des Willens und widrigen Lebensumständen entstehen".

Besonders die Schule um Dr. M. O. Bruker ist dieser Auffassung. Obwohl eine so klare Trennung der Krankheitsursachen in zwei Gruppen nicht in allen Punkten durchgeführt werden kann, ist sie doch der Erklärung der Zusammenhänge dienlich.

Wir wollen zunächst den Begriff der „widrigen Lebensumstände", welche mit der Ernährung nicht direkt zu tun haben und welche bei dieser Einteilung als eine der Ursachen für die „lebensbedingten" Erkrankungen geführt wird, näher betrachten.

Dazu zählen wir Fehler in der Erbmasse *), welche wir als bahnende Faktoren für das Entstehen bestimmter Krankheiten mitbekommen haben, bevor wir auch nur einen Bissen zu uns genommen haben. Bei Stoffwechselerkrankungen sind solche Fehler vielfach vermutet und teilweise nachgewiesen. Weiters Geburtsschäden, die sich aufs ganze Leben auswirken und so die Umstände des Lebens bedingen können. Diese waren früher sehr häufig und sind heute durch die moderne Geburtshilfe stark reduziert. Schließlich Ereignisse im Laufe des Lebens, zufällig oder schicksalshaft (wie es jeder sehen will), wie Unfälle mit Folgeerkrankungen oder, daß man als Ungeimpfter etwa mit einer infizierten Zecke in Kontakt kommt. Das alles zählt zu den „widrigen Lebensumständen".

*) Nach Bruker ebenfalls vielfach auf Ernährungsfehler beruhend, allerdings der Vorfahren. Siehe später.

Besonders interessiert uns hier das Verhältnis von Erbanlagen und Ernährungsfehlern.

Ein eklatantes Beispiel: Offenbar besitzen Bewohner bestimmter Regionen Süditaliens eine ausgeprägte Anlage für Gicht. Diese Anlage ist in ihrer Erbmasse fixiert, vielleicht durch regionale Inzucht in früheren Zeiten. Man nennt das gen-bedingt. Doch trat die Krankheit nie auf, solange die Leute in ihrer Heimat blieben und sich den ihren Armutsverhältnissen entsprechenden Notwendigkeiten gemäß ernährten: vorwiegend von Pflanzenkost. Nur besser Situierte nahmen Milch-Pflanzen-Kost zu sich (viele Dorfgemeinschaften besaßen gemeinsam nur eine Kuh). Fleisch gab es nur zu allen „heiligen Zeiten“, an ganz besonderen Festtagen also.

Wegen dieser Armut wanderten viele nach Amerika aus und wurden schlagartig mit dem dortigen Wohlstand konfrontiert. Nun trat bei ihnen erstmals eine besonders schwere Form der Gicht auf: die polyarthritische Gicht, bei der schon beim ersten Anfall gleichzeitig mehrere Gelenke beteiligt sind. Man beobachtete diese Spezialform nur an Einwanderern, die aus jenen bestimmten Regionen Italiens stammten, und nur an solchen, „deren vorwiegend vegetarische (heimatliche) Kostform auf reichlich Fleischgenuß umgestellt wurde“ (N. Zöllner). Diejenigen unter ihnen, welche da nicht mitmachten und aus „sentimentalen“ Gründen bei den Ernährungsgewohnheiten ihrer Heimat verblieben, erkrankten nicht, obwohl sie die gleiche Erbmasse hatten.

Viele japanische Einwanderer standen ebenfalls vor dieser Situation: armselige Ernährung in der Heimat, plötzlicher Überfluß in Amerika. Eine besondere Anlage zur Gicht wie die Italiener hatten sie nicht. Dennoch trat diese bei denjenigen unter ihnen auf, welche sich auf die üppige und fleischbetonte Nahrung der Amerikaner umstellten, und zwar im gleichen Prozentsatz wie bei der übrigen amerikanischen Bevölkerung, nicht aber in der dramatischen Form der besonders vorbelasteten Italiener.

Das gilt auch für die Zuckerkrankheit der Erwachsenen. Diese ist offenbar an die Art der vorher gewohnheitsmäßig lang durchgeführten Ernährung gebunden. Doch spricht man in diesem Zusammenhang zusätzlich von einer „erbunterwertigen“ Bauchspeicheldrüse, aus der sich jedoch „nicht in jedem Fall ein Diabetes entwickeln muß“ (F. Bertram). Auch hier sieht man, daß wandernde Völker sich bezüglich der Erkrankungshäufigkeit an die Situation in den Gastländern anpassen, soweit sie deren Lebensgewohnheiten annehmen. So tritt die Zuckerkrankheit bei den Negerstämmen Afrikas praktisch nie auf, während sie bei den Negern in den Vereinigten Staaten genauso oft vorkommt wie bei der einheimischen weißen Bevölkerung.

Wir können aus diesen Beispielen — es gibt eine Reihe, welche den gleichen Schluß zulassen — folgenden Zusammenhang zwischen Erbanlage und Ernährungsfehler herausschälen:

1. Erbanlage und entsprechende Ernährungsfehler führen zu Erkrankung. Je nach Grad der Erbschwäche schon nach kurzer Zeit und zu massivem Krankheitsbild (Italiener).

2. Erbanlage ohne die entsprechenden Ernährungsfehler setzt sich kaum durch. Bei solchen Menschen könnte man mit sogenannten Belastungsproben die Neigung zur Erkrankung sogar nachweisen. Doch tritt diese nicht auf, solange man sich nicht chronisch fehlernährt. Dazu Bertram in bezug auf die Zuckerkrankheit: „Es sei betont, daß bei Vorliegen eines erbunterwertigen Pankreas sich nicht in jedem Falle ein Diabetes entwickeln muß. Die Zuckerkrankheit stellt also kein unentrinnbares Schicksal dar". Das gilt für viele Erkrankungen, vor allem des Stoffwechsels und der Verdauung, und zeigt, welchen wichtigen Stellenwert hier richtige Ernährung hat.

3. Keine Erbanlage, aber lebenslang Ernährungsfehler, wohin führt das? In vielen Fällen ebenfalls zur Erkrankung. Nicht nach Monaten oder Jahren, sondern nach Jahrzehnten. Vielleicht tritt nicht immer die spezifische Erkrankung, wie Gicht oder Altersdiabetes, deutlich auf, doch die allgemeinen Randwirkungen jeder Fehlernährung, und wenn es nur Einschränkung der psychischen und körperlichen Leistungsbreite sind, werden sicher spürbar. In diesem Zusammenhang ist die Vermutung Dr. Brukers interessant und sollte nicht von vorherein als unwahrscheinlich angesehen werden: Ein anlagemäßig Unbelasteter, welcher sich chronisch falsch ernährt, schafft defekte Gene (Träger der Erbmasse). Mit 20 Jahren noch nicht. Aber mit 40 oder 50 Jahren kann sich ein vorher gesundes Gen durch chronische Fehlernährung nachteilig verändert haben. Wenn nun in diesem Alter, bei Männern keine Seltenheit, Kinder gezeugt werden, dann kann es die nächsten Generationen treffen.

Aus all dem geht hervor, daß es gerade der Wohlstand ist, welcher den Menschen auf Grund des in Wohlstandszeiten gegebenen Überangebotes an Nahrungsmitteln zu Fehlernährung verleitet. Hier gibt es Schwerpunkte, mit denen wir uns in den nächsten Kapiteln beschäftigen.

Fehlernährung in Wohlstandszeiten

Es besteht also kein Zweifel, daß quantitative und qualitative Fehlernährung am Zustandekommen von Stoffwechselstörungen maßgeblich beteiligt sind.

Dabei spielt, neben dem übermäßigen Verzehr raffinierter pflanzlicher Nahrungsmittel, der planlose Einsatz von tierischen Produkten in Wohlstandszeiten eine integrierende Rolle.

Man kennt den Zusammenhang schon seit langem und konnte deshalb auch Voraussagen treffen, wie Nepomuk Zöllner in der 1950 erschienenen Ausgabe von „Tannhausers Lehrbuch des Stoffwechsels und der Stoffwechselkrankheiten". Er schrieb damals über die Gicht: „Heute ist die Gicht in den USA im Zunehmen, während sie in Europa selten geworden ist. Infolge des neuerworbenen Wohlstandes wird sie vermutlich auch hier zu Lande wieder vermehrt auftreten."

Zöllners Erwartung wurde, wie wir wissen, erfüllt. Immerhin währt diese Art von Wohlstand, die er meint, nämlich Überangebot an Nahrung, insbesondere aber tierischer Produkte, verbunden mit der Möglichkeit für breite Bevölkerungsschichten, diese auch zu erwerben, seit einer guten Generation unvermindert an.

Hier steht nun nicht die Wohlstandszeit als solche zur Debatte (man sollte froh sein, daß man in ihr lebt), sondern ein merkwürdiges Verhalten des Menschen, sich mit seinen Ernährungsgewohnheiten an den Wohlstand anzupassen, oder, besser: fehlanzupassen.

In der Kausalkette — Wohlstand führt zu Fehlernährung und Fehlernährung zu Erkrankung — scheint es eine Unklarheit, genau genommen eine Natur-Unlogik, zu geben, mit der wir uns kurz auseinandersetzen wollen:

Daß Fehlernährung zu Gesundheitsschäden führt, liegt auf der Hand und entspricht einer Naturlogik. Weniger transparent aber ist, wieso Wohlstand zu Fehlernährung verleitet. Und doch scheint es beim Menschen, geradezu eine Regel zu sein. Nicht erst seit heute. So berichtet Seneca, daß die Römer zu Zeiten ihres Aufstieges — karges Essen, viel Bewegung — ein gesundes und leistungsfähiges Volk waren. Sobald sie sich aber alles leisten konnten, da — es mag zwar typisch menschlich sein, dennoch ist es auffällig — leisteten sie sich auch alles, ob das für sie nun von Vorteil war oder nicht. Stoffwechselerkrankungen, Gelenkerkrankungen — die Gicht als augenfälligste wird bei Seneca namentlich erwähnt — waren, man kann ruhig sagen: logische Folgen.

Als vordergründigen Verursacher sieht Seneca die krankmachende Wirkung dieser Wohlstandsernährung: teure, überspitzt ausgesuchte Speisen, raffiniert zubereitet; Fleischspeisen.
Umgekehrt urteilt Plinius: Das Fehlen der billigen, einfach zubereiteten, die Gesundheit erhaltenden und Krankheiten bekämpfenden Lebensmittel führt nach seiner Darstellung zum Verfall. Solange sich die Römer mit Kohl und dergleichen als Nahrungsbasis begnügten, blieben sie gesund und brauchten, wie er schreibt „6 Jahrhunderte lang keinen Arzt", dank der den Pflanzen innewohnenden heilsamen Kräfte. Durch zu großen Verzehr an tierischen Produkten wurden die Pflanzen zurückgedrängt und gingen so dem Körper ab.
Wenn wir die beiden vor 2000 Jahren gemachten Aussagen kombinieren, müssen wir feststellen, daß man sich damals schon über die wesentlichen Punkte in Fragen Fehlernährung zu Wohlstandszeiten im klaren war. Wie wir sie heute auch nicht anders sehen.
Dennoch machen Menschen stets, wenn sie vom Wohlstand überfallen werden, dieselben Fehler: Verzicht auf die billigeren, einfacheren, möglichst unverfälscht zubereiteten pflanzlichen Lebensmittel zugunsten teurer tierischer Produkte in oft wohlstandsgerecht aufwendigen Zubereitungen.
Man kann es psychologisch erklären: Etwa, daß die Einzelmahlzeit in Wohlstandszeiten ihren Selbstzweck verliert und zum gesellschaftlichen Ereignis wird, mit dem Charakter eines Statussymboles. Was man sich leisten könne, müsse man sich auch leisten. Tatsächlich ist oft genug schon der Einkauf der Ware von derartigen Motiven geprägt. „Was gut *und* teuer ist", ein geflügeltes Wort. Ebenso wie „Gute Ware hat ihren Preis". Das mag überall stimmen, nur nicht im Warenlager der Lebensmittel.
Auch eine mit dem Überangebot an Ware stets notwendig verbundene Werbung des Verkäufers wird eine Rolle spielen, indem sie die Konsumbereitschaft des einzelnen anhebt.
Ein voll erhaltener, die Nahrung auslesender Instinkt aber, wie wir ihn vom Tierreich her kennen, müßte doch auch bei qualitativem und quantitativem Nahrungsüberangebot regulierend eingreifen und Pannen, wie es sie im Wohlstandsverhalten des Menschen gibt, in erträglichen Grenzen halten.
Daher dürfen wir wohl annehmen, daß der Mensch seinen Instinkt für „das sich richtig Verhalten auch im Nahrungsüberfluß" entweder

mit beginnender Zivilisation verloren, oder daß er einen solchen, zumindest was das haushälterische Umgehen mit tierischen Produkten anbetrifft, nie besessen hat. Damit ist er gegenüber Einflüssen, die ein normaler Instinkt leicht abgeblockt hätte, anfälliger geworden, und eine Ernährung „wider die Natur", wie Aubert es ausdrückt, kann sich durchsetzen.

Der „haushälterische" Umgang mit tierischen Produkten

Haushälterisch heißt ja schon in seiner Wortbedeutung, daß man kalkulieren, nachdenken, rechnen muß. Auf den Instinkt kann man sich nicht verlassen. Wir besitzen kein Übersättigungsgefühl für Eiweißstoffe, kommen aber, bei betont tierischer Ernährung, bald in einen errechenbaren Eiweißüberschuß, welcher, chronisch durchgezogen, nachteilige Folgen bringt. Auch für Purine besitzen wir keinen entsprechenden Sättigung vermittelnden Instinkt, wir können nicht feststellen, daß etwa Bries zehnmal soviel davon enthält als Hirn. Für die meisten Gaumen schmeckt beides in etwa ähnlich, und Sättigung tritt bestenfalls nach Mengen auf, welche sowohl ein Zuviel an Eiweiß mitgebracht haben als auch ein Zuviel an Purinen. Das sind alles Probleme, wie sie nur in Wohlstandszeiten, wenn tierische Produkte in Überfülle zur Verfügung stehen, auftreten. Es hat wenig Sinn, nun tierische Produkte gänzlich unter den Tisch zu kehren. Man kann sie, mehr aus praktischen als aus notwendigen Gründen, in die tägliche Ernährung ganz ausgezeichnet einbauen. Nur muß man das Maß kennen. Da uns das richtige Maß nicht vom Instinkt vermittelt werden kann, müssen Daten herhalten. Daten sind immer langweilig. In Wohlstandszeiten aber notwendig, denn nur sie vermitteln dem Menschen die oberen zuträglichen Grenzen beim haushälterischen Umgang mit tierischen Produkten in der Ernährung.

Wenn man nun in der Praxis für Einkauf und Küche verantwortlich ist und seiner Familie, welche gemischte Kost bevorzugt, eine zuträgliche Ernährung präsentieren will, sollte man bei Auswahl der täglich zu verwendenden Lebensmittel bestimmte Richtlinien beachten, die man dann in praktizierbare Gedankengänge umsetzen kann.

Besonders beim Einbeziehen tierischer Produkte sollte man einige wichtige Daten kennen, denn auf den Instinkt kann man sich hier nicht verlassen.

Ein sinnvoller Einsatz tierischer Produkte dient der teilweisen Deckung des täglichen Eiweißbedarfes. Nochmals: Mehr von praktischem, nicht unbedingt notwendigem Wert. Einige Überlegungen bei der Erstellung der Gesamtnahrung werden dadurch doch problemloser.
Die Eiweißzufuhr eines nicht besonders geforderten Erwachsenen sollte sich zwischen 50 und 70 g täglich bewegen. Chronische Überschreitungen können ebenso Schäden verursachen wie chronischer Mangel.
Dieser Wert wird heute von allen wissenschaftlichen Organisationen, die sich mit Gesundheit beschäftigen *), als verbindlicher Rahmen für die Eiweißzufuhr bei gemischter Ernährung, also auch unter Einbeziehung tierischer Produkte, angegeben. Der exakte Wert ist auch vom Gewicht des Menschen abhängig.
Für den Erwachsenen gilt 0,8 g Eiweiß pro Kilogramm Körpergewicht und Tag **), wobei mit Körpergewicht nicht das Gewicht, welches jemand gerade auf die Waage bringt, gemeint ist (Übergewicht oder Untergewicht), sondern das der Statur, der Größe und dem Geschlecht entsprechende Normalgewicht. (Größe in cm weniger 100 im Durchschnitt).
Um den Grammzahlen eine Relation zu geben: Im Durchschnitt wird in den Wohlstandsländern in etwa das doppelte verzehrt, hauptsächlich mittels tierischer Produkte. Viele werden also, zu ihrem gesundheitlichen Vorteil allerdings, um einiges zurückschalten müssen. Ein vertretbares Maß wäre die Deckung der Hälfte des täglich erforderlichen Eiweißbedarfes mittels tierischer Produkte. Das ist aber auch schon die obere Grenze.
Auch ein zweiter wesentlicher Punkt ist zu beachten: Eine Reihe von tierischen Produkten bringt größere Mengen an gesättigten Fettsäuren mit. Diese müßten durch mindestens die gleichen Mengen an

*) WHO: World Health Organisation:
FAO: Food and Agricultur Organisation
FNB: Food and Nutrition Board
DGE: Deutsche Gesellschaft für Ernährung

**) Säuglinge bis 6. Lebensmonat 2,2 g/kg
Säuglinge bis 1. Lebensjahr 2,0 g/kg
Kinder bis 3. Lebensjahr 1,8 g/kg
Kinder bis 6. Lebensjahr 1,5 g/kg
Kinder bis 10. Lebensjahr 1,2 g/kg
Jugendliche bis 14. Lebensjahr 1,0 g/kg
Jugendliche bis 18. Lebensjahr 0,9 g/kg

mehrfach ungesättigten Fettsäuren *) — aus Keimen, Kernen, Samen oder Nüssen — abgedeckt werden. Wollte man fette tierische Produkte zur Basisdeckung des täglichen Eiweißbedarfes heranziehen, würde sich die Gesamtfettsäurezufuhr zu stark erhöhen. Als Faustregel könnte man sich merken, daß ein tierisches Produkt zur Basisdeckung der täglich benötigten Eiweißmenge, das ist die Hälfte des Gesamtbedarfes, also etwa 25—35 g, dann bereits ungeeignet ist, wenn der prozentuelle Fettgehalt dem prozentuellen Eiweißgehalt gleichkommt oder diesen überschreitet. Vor allem gilt das für die direkten tierischen Produkte Fleisch und Fisch, welche ungünstigere Formen gesättigter Fettsäuren aufweisen als Milch. Man sieht es allerdings vielen Sorten und Stücken nicht an, wieviel Fett sie enthalten; deshalb gibt es auch den Begriff der „versteckten Fette“, und unser Geschmacksempfinden ist hier, wie wir an einigen Beispielen sehen werden, nicht immer verläßlich. Daher ist es notwendig, mehr ins Detail zu gehen, um über einzelne Sorten tierischer Produkte besser Bescheid zu wissen:
An den Tagen, an denen man sich, es soll nicht zu häufig sein, für Fleisch zur Deckung der Eiweißbasis entschieden hat, trifft man die Auswahl unter verschiedenen handelsüblichen Sorten. Wenn man die Werte der einzelnen *Schlachttierfleischsorten* miteinander vergleicht, fällt erstens auf, daß der Eiweißgehalt bei den zuträglichen unter ihnen — Maßstab ist die Eiweiß-Fettrelation — bei durchschnittlich 20 % nicht sehr variiert, sodaß man die generelle Empfehlung abgeben kann:
Nutzt man eine dieser Sorten zur (wohlgemerkt: alleinigen) Deckung des Eiweißbasisbedarfes eines Tages, so sind ca. 150—200 g Frischeinwaage für 1 Person, je nach Körpergewicht, gerade richtig. Diese Menge sollte man tunlichst nicht überziehen. Weitere tierische Produkte, auch Milchprodukte, sollte man, zumindest nicht in tragbaren Mengen an diesem Tag hinzufügen. Es gilt: Entweder Fleisch oder Fisch oder Milchprodukte an ein und demselben Tag, wenn man jeweils von den ganzen „Portionen“, im Falle Fleisch eben 150—200 g, Gebrauch macht.

*) = Polyensäuren. Dieser Begriff wird wegen der Wortkürze in den späteren Kapiteln verwendet.

Günstige und ungünstige handelsübliche Fleischsorten zur Eiweiß-Basisdeckung

Schlachttier	Fleischsorte	Benötigte Menge zur alleinigen Deckung des Basisbedarfes an Eiweißkörpern	Dabei mitgeführte Kalorien	Dabei mitgeführtes Fett (gesättigte Fettsäuren)	Eiweiß-Fettverhältnis unrationell. Nicht empfehlenswert: —
Kalb	Filet	160	170	1,8	
	Haxe	170	170	2,2	
	Keule	170	170	2,2	
	Schnitzel	170	180	2,8	
	Kotelett	160	180	4,0	
	Bug, Schulter	160	190	4,0	
	Brust	180	250	10,0	
Rind	Beef tatare *)	170	220	6,5	
	Filet	180	230	7,0	
	Bug, Schulter	190	250	10,0	
	Kamm	190	260	11,0	
	Keule, Schlegel	190	260	12,0	
	Rostbeef, Lende	200	310	17,0	
	Blume, Rosenspitz	210	500	37,0	—
	Spann-, Hoch-, Querrippe	200	550	43,0	—
	Brust	220	620	48,0	—
Schwein	Reines Muskelfleisch *)	160	200	5,0	
	Schnitzel	170	290	14,0	
	Filet	190	320	18,0	
	Bug	200	580	45,0	—
	Keule	220	650	50,0	—
	Haxe	220	660	51,0	—
	Kotelett	220	690	54,0	—
	Kamm	250	950	80,0	—
	Bauch	300	1350	126,0	—
Hammel	Lende	200	420	26,4	
	Keule	200	500	36,0	—
	Bug	220	680	55,0	—
	Kotelett	250	900	80,0	—
	Brust	300	1210	111,0	—

*) vom Fett befreit

Nicht alle Schlachttier-Fleischsorten sind für eine problemlose Basisversorgung mit Eiweißkörpern geeignet. Manche führen dem Körper gleichzeitig zu große Mengen an tierischen Fetten zu. Diese Sorten sollte man, wenn man seinen Stoffwechsel nicht belasten darf, nur ausnahmsweise, des Geschmackes halber, genießen.

Selbstverständlich könnte man auch mischen, muß aber dann die Einzelmengen jeweils reduzieren und aneinander anpassen. Insgesamt sollten 35 g Eiweiß, bezogen aus tierischen Produkten, nur in Ausnahmefällen (wenn es der Arzt aus speziellen Diätgründen für richtig hält) überschritten werden. Schließlich führt man auch mit den pflanzlichen Nahrungsmitteln, welche das eigentliche Gros der täglichen Ernährung darstellen sollten, noch genügend an Eiweiß zu. Beim Vergleich der einzelnen Schlachttierfleischsorten fällt weiter auf, daß *Kalbfleisch*, was die Eiweiß-Fettrelation anbetrifft, unproblematisch ist. Von den üblichen Stücken enthält die Brust in der zur Deckung der Eiweißbasis nötigen Menge noch am meisten Fett, nämlich ca. 10 g. Das ist tolerierbar. Filet, Schnitzel, Kotelett und Schulter stellen die fettärmsten Schlachttierstücke überhaupt dar. Vom *Rind* kann man das meiste verwenden. Nicht geeignet aber sind zur alleinigen Eiweißbasisdeckung Spann-, Hoch-, Querrippe und Brust. Sie führen in den entsprechenden Mengen bereits 40 g an gesättigten Fettsäuren mit. Auch die Blume (Rosenspitz) ist mit Vorsicht zu genießen und sollte eher selten auf den Tisch kommen. Alle anderen Rindfleischsorten von durchschnittlich gehaltenen Tieren enthalten bedeutend weniger Fett als die erwähnten und können daher häufiger (Fleisch sollte überhaupt nicht *zu* häufig gegessen werden!) genutzt werden.
Vom *Schwein* gibt es nur drei handelsübliche Sorten, welche die Bedingungen erfüllen: das „reine Muskelfleisch" (welches vom Fett artefiziell befreit sein muß), das Schnitzel und das Filet. Alle anderen Sorten bringen zuviel an gesättigten Fettsäuren mit, sodaß ihre Nutzung zur Deckung des Eiweißbasisbedarfes nicht mehr empfohlen werden kann. Vom *Hammel* bleibt nur die Lende. Keule, Kotelett, Brust und Schulter (Bug) sind zu fett.
Man kann nun, wenn man sich ansonsten seiner Gesundheit erfreut, auch von den nicht empfohlenen Fleischsorten Gebrauch machen, aber nur gelegentlich und eher ausnahmsweise. Auf keinen Fall sollte man sie gewohnheitsmäßig verwenden. Einer der Gründe für das gehäufte Auftreten von Stoffwechselerkrankungen ist ja ihr in Wohlstandszeiten zu häufig üblicher und mengenmäßig weit überzogener Verzehr.
Ähnliches gilt für die Innereien von Schlachttieren. Sie bringen zwar nicht viel an gesättigten Fettsäuren mit sich, wohl aber harnsäurebildende Purinkörper. Ihr zu häufiger Verzehr kann der Gicht den Boden bereiten.

Die handelsüblichen *Wurstsorten* liegen, vom Standpunkt der Eiweiß-Fettrelation aus gesehen, fast alle denkbar ungünstig. Ihr durchschnittlicher Eiweißgehalt ist mit 13% bedeutend geringer als bei Frischfleischsorten, ihr Fettgehalt dagegen ist oft beträchtlich. Auch Würste, die gar nicht so aussehen, weil bei ihnen das Fett zu fein verteilt ist, enthalten bedenkliche Mengen, wie etwa Frankfurter 20% gesättigte Fettsäuren gegenüber 13% Eiweiß. Dabei hat man nicht das Gefühl, daß sie besonders fett schmecken. Auch bei der Weißwurst nicht, bei der das Verhältnis — stets ist handelsübliche Ware gemeint — 11% Eiweiß zu 21% Fett besteht. Man darf nicht vergessen, daß solche Würste als Portionswürste gedacht sind. Für Einzelmahlzeiten, oft Zwischenmahlzeiten. Man erhält und benützt sie nicht zerteilt, sondern einzeln oder im Paar. Gerade das macht sie bei gewohnheitsmäßigem Verzehr bedenklicher als etwa die an sich noch bedeutend fettere Salami, 50% Fett zu 18% Eiweiß im Durchschnitt. Diese kann man, weil in feinste Scheiben zerteilbar, auch in kleinen, tolerierbaren Mengen essen: des Geschmackes halber. Einen anderen Wert hat sie, wie die meisten Würste, in Wohlstandszeiten nicht.
Es gibt eine Reihe von Diätwürsten, die auf der Tabelle nicht angeführt sind. Diese haben einen geringeren Gehalt an gesättigten Fettsäuren und sind, umgekehrt, mit mehrfach ungesättigten Fettsäuren (Polyensäuren) angereichert. Für den stoffwechselbelasteten Wurstliebhaber stellen sie die gesündere Alternative dar. Diätwürste müssen als solche deklariert sein. Der Gehalt an mehrfach ungesättigten Fettsäuren — „Linolsäure" — sollte auf der Wursthaut angegeben sein und mindestens die Hälfte des Gesamtfettgehaltes der Wurst ausmachen.
Einfacher zu handhaben, was Daten anbetrifft, als die verschiedenartigen Fleischsorten sind die *Fischarten.* Selbst die fetthältigeren unter ihnen, wie Lachs, Mastkarpfen, Makrele, Hering und Heilbutt, sind, gelegentlich auch zur Eiweißbasisdeckung benützt, nicht sehr bedenklich. Bei durchschnittlich 160—200 g dafür notwendig eßbarem Anteil führen sie 8 bis maximal 20 g gesättigter Fettsäuren mit. See- und Bachforelle, Kabeljau, Flunder, Stör und Hecht sind ausgesprochen fettarm. Sie übertreffen in dieser Hinsicht, bei nahezu gleicher Eiweißmenge, die magersten Kalbfleischsorten.
Eine bekannte Ausnahme bildet der Flußaal. Mit nur 12% Eiweißgehalt bringt er über 25% Fett mit. Größenordnungsmäßig entspricht das in etwa der Weißwurst. Genausowenig wie diese kann

man ihn zur Eiweißbasisdeckung heranziehen. Als gelegentlicher Geschmackshappe ja. Der Typus eines wertvollen Nahrungsmittels aber ist er nicht.

Eiweiß- und Fettgehalt verschiedener handelsüblicher Wurstsorten

	I. Gesamteiweiß in 100 g	II. Gesamtfett in 100 g	III. Theoretisch benötigte g-Menge zur alleinigen Deckung des Basisbedarfes an Eiweißkörpern	IV. Dabei mitgeführte Kalorien	V. Dabei mitgeführtes Fett (98 % gesättigte Fettsäuren)	VI. Eiweiß-Fett-Verhältnis unrationell —
Corned beef fettarm	21,7	4,7	160	200	7,5	
Corned beef fett	25,9	17,9	135	288	24	
Blutwurst fettarm	10,0	8,9	350	630	31	
Leberwurst fettarm	17,0	21,0	205	562	43	—
Schlack-, Knackwurst (Rind)	20,3	27,0	175	577	47	—
Frankfurter, Wiener, i. D.	13,1	20,8	270	690	56	—
Leberkäse i. D.	12,5	22,6	290	790	66	—
Weißwurst	11,1	21,7	320	810	69	—
Bratwurst, Schwein	12,7	32,4	275	1000	89	—
Cervelat-Block-Hartwurst	16,9	43,2	210	990	91	—
Mortadella i. D.	12,4	32,8	280	1035	92	—
Schinkenwurst i. D.	12,9	34,4	270	1030	93	—
Salami i. D.	17,8	49,7	195	1075	97	—
Blut-Rotwurst fett	13,3	38,5	260	1120	100	—
Bratwurst Kalb	10,3	31,4	340	1160	107	—
Braunschweiger i. D.	14,2	44,5	245	1165	109	—
Leberwurst fett	12,4	41,0	280	1270	115	—
Mettwurst	11,9	51,5	380	1730	185	—

Die meisten handelsüblichen Wurstsorten weisen eine ungünstige Eiweiß-Fett-Relation auf. Wollte man sie als Nahrungsmittel wegen ihres Eiweißgehaltes nutzen, müßte man zuviel an tierischen Fetten mitessen. Das ist für den Stoffwechselbelasteten von Nachteil. Besonders verfänglich sind hier Portionswürste, welche viele als Zwischenmahlzeit einnehmen. Kleine Mengen zerteilbarer Würste: Aufschnittwurst, Streichwurst kann man besser einrechnen.

Günstige und ungünstige Fische zur Eiweiß-Basisdeckung

	Benötigte Menge an eßbarem Anteil zur alleinigen Deckung des Basisbedarfes an Eiweißkörpern in Gramm	Entspricht Gramm brutto Markt- bzw. Fanggewicht	Dabei mitgeführte Kalorien	Dabei mitgeführtes Fett	Eiweiß-Fett-Verhältnis unrationell. Nicht empfehlenswert: —
Schellfisch	200	300	142	0,6	
Kabeljau, Dorsch	220	430	150	0,7	
Hecht	190	350	150	0,9	
Seeforelle	200	390	160	1,4	
Barsch	195	300	155	1,4	
Stör	200	230	150	1,8	
Flunder	250	580	160	1,9	
Karpfen, ungemästet	175	370	260	3,0	
Scholle	220	440	170	3,3	
Bachforelle	180	350	180	3,8	
Heilbutt	190	270	235	10,0	
Seelachs	230	310	270	12,0	
Meeraal	200	290	300	16,0	
Hering	225	480	300	16,0	
Makrele	185	330	300	17,0	
Karpfen, gemästet	200	440	300	17,5	
Lachs, Rheinsalm	165	250	380	23,0	
Flußaal	290	390	890	78,0	—

Fast alle Fische sind fettarm genug, sodaß man sie zur Deckung der Eiweißbasis eines Tages heranziehen kann. In der Tabelle sind die jeweils zuträglichen Mengen Frischeinwaage angegeben (Spalte I), daneben (das ist bei Fischen wichtig) auch das Brutto-Markt- bzw. Fanggewicht (Spalte II). Magere Fische enthalten sogar größere Mengen mehrfach ungesättigter Fettsäuren (Polyensäuren). Allerdings nur im rohen Zustand.

Die *Milchprodukte* schließlich stellen den wertvollsten tierischen Eiweißträger dar. Will man sie zur alleinigen Eiweißbasisdeckung nutzen, sollte man aber auch bei Milch einen knappen Liter bzw. die entsprechende Menge der daraus gewonnenen Folgeprodukte nicht überziehen. Im Unterschied zu den Fleischsorten, bei denen die empfehlenswerteren meist auch die teureren sind, sind die günstigeren Milchprodukte gewöhnlich die billigeren. Man kann Käsesorten bis zu 30% Fettgehalt in der Trockenmasse, also inklusive der sogenannten Halbfettstufe, in Mengen, wie sie speziell zur täglichen

Eiweißbasisdeckung gedacht sind, verwenden, ohne die gleichzeitige Zufuhr übermäßiger Mengen an gesättigten Fettsäuren befürchten zu müssen.

Deckung des Eiweißbasisbedarfes aus Milchprodukten

Produkt	Benötigte Menge zur Basisdeckung des täglichen Eiweißbedarfes	Mitgebrachte Kalorien	Mitgebrachtes Fett in Gramm	Für Gewichtsreduktion geeignet
Kuhmilch, Vorzugsmilch	0,9 Liter	610	34,2	
Kuhmilch 3,5% (Trinkmilch)	0,9 Liter	590	32,4	
Kuhmilch fettarm 1,5%	0,9 Liter	440	14,4	*
Kuhmilch mager 0,3%	0,9 Liter	315	0,9	**
Buttermilch	0,9 Liter	325	4,5	**
Vollmilch-Yoghurt 3,5%	0,8 Liter	560	29,6	
Yoghurt fettarm 1,5%	0,9 Liter	450	14,4	*
Yoghurt mager 0,3%	0,7 Liter	270	0,7	**
Kefir	1,0 Liter	480	35,0	
Speisequark 40% Fett i. Tr.	300 Gramm	500	34,0	
Speisequark 20% Fett i. Tr.	250 Gramm	290	13,0	**
Speisequark „mager“	200 Gramm	160	0,5	***
Trocken-Vollmilchpulver *)	125 Gramm	625	32,5	
Trocken-Magermilchpulver *)	90 Gramm	330	0,9	**

Die hier angeführten Milchprodukte sind zur Basisdeckung der notwendigen Eiweißkörper sehr geeignet. Beachtliche Unterschiede sind allerdings im gleichzeitig mitgeführten Fettgehalt zu vermerken. Doch spielt das, wenn man sonst keine tierischen Fette zu sich nimmt, bzw. wenn man nicht mit Übergewicht zu kämpfen hat, keine Rolle. Bei erhöhtem Cholesterin im Blut wird man allerdings den Cholesteringehalt des Milchfettes in Rechnung ziehen. Anderseits sind Milch und Milchprodukte ausgesprochen purinarm, für den Gichtbelasteten also das bevorzugte tierische Produkt.

*) Die Mengen für Trockenmilchpulver sind hier deshalb angeführt, damit man in — hoffentlich nicht eintretenden — Notzeiten auch weiß, wieviel ein Mensch täglich davon braucht, wenn er darauf angewiesen ist. Wer das weiß, kann mit dem dann lebensrettenden Gut besser haushalten.

Die der Eiweißbasisdeckung entsprechenden Mengen an Käse sind unterschiedlich, weil der Eiweißgehalt der einzelnen mageren

Käsesorten mehr variiert als etwa bei den mageren Schlachttierfleischsorten.

Deckung des Eiweißbasisbedarfes aus Milchprodukten

Type und Sorte		I. Benötigte Menge zur Basisdeckung des täglichen Eiweißbedarfes in Gramm	II. Mitgebrachte Kalorien	III. Mitgebrachtes Fett in Gramm	IV. Für Gewichtsreduktion geeignet
mager oder Einviertel-Käse	Olmützer	90	190	4,8	***
	Harzer Mainzer Holländer Spitz Stangen Kochkäse	110	140 — 220	0,8 — 8,5	
20 % Fett i. Tr.	Allgäuer Limburger Oberengadiner Backstein Kräuter Dänischer Export Schwed Kümmel	125	220 — 320	6,4 — 13,0	**
	Hüttenkäse	200	250	9,6	**
30 % Fett i. Tr.	Romadur Edamer	140 130	340 340	19 19	*
40 % Fett i. Tr.	Edamer	130	420	29	

Eine Reihe von nicht zu fetten Käsearten empfehlen sich zur Basisdeckung des täglichen Eiweißbedarfes. Bei ihnen ist der Quotient mitgeführtes Eiweiß zu mitgeführten gesättigten Fettsäuren günstig. Die hier angeführten Beispiele sollen das demonstrieren. Beachte: Der tatsächliche Fettgehalt ist bei Käsesorten stets geringer als die auf der Packung angegebenen Fett % i. Tr. (in der Trockenmasse). Siehe Spalte III.

Man kann sich aber, mehr als Faustregel, merken: Magerstufe und Einviertelkäse, das sind Bezeichnungen für unter 10 % bzw. mindestens 10 % (aber nicht mehr als 20 %) Fett in der Trockenmasse, enthalten die zur Eiweißbasisdeckung notwendigen Mengen knapp

über 100 g. Dazu gehören Käsesorten wie Olmützer, Harzer, Mainzer, Holländer, Spitz, Stangen- oder Kochkäse. Diese sind also sehr rationell und führen an realen Fettmengen nicht mehr als durchschnittlich 4 g mit.
Bei Käsesorten der Halbfettstufe, wie Allgäuer, Limburger, Oberengadiner, Backstein, Kräuter, Dänischer Export und vergleichbaren, benötigt man dazu 125 g. Das mitgebrachte Fett bewegt sich um 10 g.
Bei dem in letzter Zeit verbreiteten Hüttenkäse wären es 200 g, das entspricht exakt einer Handelspackung und ist ein sehr anschauliches Beispiel, wieviel an tierischen Produkten (aber nicht mehr!) am Tag zweckmäßig und noch sinnvoll ist. Hüttenkäse würde real knapp 10 g Fett mitbringen. Er zählt ebenfalls zur Halbfettstufe. Dieselben Mengen, 200 g, gelten für Speisequark mager, welcher besonders wenig an Fetten mitbringt, nämlich 0,5 g.

Type und Sorte	Benötigte Menge zur Basisdeckung des täglichen Eiweißbedarfes in Gramm	Mitgebrachte Kalorien	Mitgebrachtes Fett in Gramm
Butterkäse 50%	125	450	36
Emmentaler 45%	130	510	38
Gouda 45%	140	560	40
Brie 50%	150	520	41
Chester 50%	125	520	41
Edelpilz 50%	130	530	43
Camembert 45%	150	450	44
Schmelzkäse 45%	230	700	50
Doppelrahm 60%	250	880	76
Schmelzkäse 60%	270	900	77

Käsesorten mit höherem Fettgehalt sind, zumindest was die allgemeine Basisdeckung an Eiweißkörpern anbetrifft, nicht mehr rationell. Solche Sorten kann man, in geringeren Mengen, gelegentlich wegen des Geschmackes genießen. Als eiweißdeckendes Hauptnahrungsmittel sollte man sie, da die gleichzeitige Zufuhr gesättigter Fettsäuren die noch als rationell anzusehende Grenze (ca. 35 g) überschreitet, nicht verwenden.

Soweit einige Daten, welche vor allem der Hausfrau dienlich sein sollen. Manchem werden die Mengen bescheiden vorkommen. Aber gerade in Wohlstandszeiten ist Bescheidenheit bei tierischen Produkten, nun von der vernünftigen Ernährung her gesehen, einer der echten Garanten für Gesundheit.
Man kann die Mengen an tierischen Produkten, wie sie hier angegeben sind, unterziehen oder überhaupt auf tierische Produkte verzichten und, mit einigem Geschick — es ist zwar sachlich nicht richtig, aber sagen wir so: mit Pflanzen kompensieren. Davon wird man nicht krank.
Wenn man diese haushälterischen Mengen an tierischen Produkten chronisch überzieht, muß der Körper kompensieren. Und davon kann man krank werden.
Vereinfacht kann man sich auch bei Käsesorten die nach dem Fettgehalt genormten Bezeichnungen merken. Bei der großen Anzahl verschiedener Marken ein Vorteil:

	zur Eiweißbasis-Deckung geeignet
Magerstufe unter 10% F.i.T. Viertelstufe mindestens 10% F.i.T. Halbfettstufe mindestens 20% F.i.T.	sehr gut
Dreiviertelstufe mindestens 30% F.i.T. Fettstufe mindestens 40% F.i.T.	gut in Ausnahmefällen
Vollfettstufe mindestens 45% F.i.T. Rahmstufe bis 55% F.i.T. Doppelrahmstufe 60—85% F.i.T.	nicht geeignet

Die Auswahl der Nahrungsmittel

Im allgemeinen und im Rahmen dieses Buches im speziellen sind es zwei wesentliche Kriterien, nach denen man sich bei der Auswahl der Nahrungsmittel richten kann:
Das erste allgemeine Kriterium betrifft den ernährungsphysiologischen *Wert* der Nahrungsmittel. Nicht alles, was wächst und gedeiht, ist von gleichem Wert für unsere Ernährung; manches ist, vor allem wenn es im Übermaß genossen wird, für unseren Verwertungs- und auch Entgiftungsappparat Belastung. Es ist kein Zufall, daß zu

diesen Nahrungsmitteln vorwiegend tierische Produkte zählen. Dazu gehört im erweiterten Sinn auch der Begriff der „ernährungsphysiologischen Lebensmittel*qualität*" (Anemueller). Hier ist das Gütemaß die „Naturbelassenheit", welche uns ein sicheres „Potential essentieller Nährstoffe" garantiert. Es gibt kaum eine Methode der Verarbeitung, „Verfeinerung" oder Haltbarmachung von Nahrungsmitteln, welche nicht auf Kosten dieses Potentials essentieller Nährstoffe geht.

Das zweite Kriterium hängt von der Art der Erkrankung ab. Bei den verschiedenen Stoffwechselerkrankungen und ebenso bei den Verdauungserkrankungen sollte man bestimmte, darunter auch naturbelassene Nahrungsmittel, meiden oder ihren Gebrauch einschränken: Nahrungsmittel, die irgendeinen an sich natürlichen Stoff vermehrt enthalten, mit denen der Körper im Rahmen der Erkrankung nicht gut zurande kommt. Es gilt der Satz: „Was den Schmied nährt, zerreißt den Schneider" (wenn wir unter dem Schmied den kraftstrotzenden Gesunden verstehen und unter dem Schneider den anfälligen Belasteten). Wer aus Anlage oder erworbener Schwäche keine Hülsenfrüchte verträgt, weil es ihm an aufschließenden Fermenten mangelt — oder aus anderen Gründen —, der sollte sich damit nicht quälen. Der Schneider meidet sie und wird genauso alt wie der Schmied. Man muß nicht von allem essen und kann sich doch vollwertig ernähren. Das ist genauso einleuchtend wie der Rat, daß jemand, der durch noch so naturbelassene Walderdbeeren allergische Ausschläge bekommt, darauf einfach verzichten sollte. Auch wenn sie für andere Menschen gesund sind.

Bei Stoffwechselerkrankungen meidet man Nahrungsmittel, welche das Geschehen verschlechtern könnten. So wird der Gichtbelastete solche mit hohem harnsäurebildenden Puringehalt beachten und einschränken, und bei Störungen des Fettstoffwechsels wird man solche, die zuviel an Cholesterin enthalten, weglassen, obwohl die Nahrungsmittel „natürlich" sind. Man muß nur wissen, um welche es sich handelt. Ohne Tabellen kommt man hier nicht aus.

Es gibt drei energieliefernde Grundbausteine, aus denen alle natürlichen Nahrungsmittel zusammengesetzt sind: die Fette, die Kohlenhydrate und die Eiweißkörper. Heute wird allgemein der Standpunkt vertreten, daß das Verhältnis der Gesamtenergie zu

30—35% aus Fetten
50—55% aus Kohlenhydraten
15% aus Eiweißkörpern

in der täglichen Gesamtnahrung für Menschen, welche unter durchschnittlichen Bedingungen, also auch in mittleren Breiten wie in Europa leben, am zuträglichsten ist. Auch bei den verschiedenen Stoffwechselerkrankungen ist man bemüht, dieses Verhältnis möglichst einzuhalten.

Bei jedem der drei energieliefernden Grundbausteine gibt es, wenn man nun die einzelnen Nahrungsmittel in ihrer sonstigen Verschiedenheit als deren Lieferanten betrachtet, eine Unterteilung nach dem ernährungsphysiologischen *Wert.*

So sollten bei den *Fetten* nicht mehr als die Hälfte aus tierischen Produkten (inklusive Milchprodukten) stammen. Die andere Hälfte bezieht man aus den Pflanzen, welche allein tragbare Mengen an Polyensäuren mitbringen. Diese Polyensäuren sind auch Fette und bringen dem Körper die gleiche Energiemenge in Kalorien, nämlich 9,3 Kalorien pro Gramm, wie die tierischen Fette. Doch sind die Polyensäuren aus den Pflanzen lebensnotwendig und können darüber hinaus in einer Diät regelrecht als heilsamer Faktor eingesetzt werden. Der Körper kann sie selbst nicht bilden. Deshalb haben — möglichst naturbelassene — pflanzliche Öle einen höheren ernährungsphysiologischen Wert als tierische Fette. Diese kann der Körper selbst bilden; schließlich sind wir ja tierischer Natur.

Auf die ernährungsphysiologisch geringer einzuschätzenden tierischen Fette könnten wir überhaupt verzichten. Wir würden keinen Schaden erleiden, vorausgesetzt, daß durch diesen Verzicht kein Hungerzustand entsteht. Ein völliger Verzicht ist aber (meist) nicht notwendig. Es ist jedoch hier eine obere Grenze der *Verträglichkeit auf die Dauer* gesetzt. Man kann diese Grenze — alles bezogen auf mittlere Arbeitsleistung im heutigen Sinn — mit 30—40 g tierischer Fette im Tag angeben.

Aus diesem Blickwinkel gesehen kann man auch die tierischen Produkte selbst in solche von höherem ernährungsphysiologischen Wert und solche von geringerem einteilen: Magersorten sind günstiger als fette Sorten. Das gilt für Fleisch und Fisch, aber auch für Käse.

Die tierischen Produkte haben einen anderen Vorteil, der sie ernährungsphysiologisch wertvoll macht: Sie gestalten die *Eiweißversorgung* sowie die Zufuhr an einigen anderen Substanzen — wie Eisen, Kupfer, Kobalt, Zink und Vitamin B_{12}, Vitamin D usw. — deutlich rationeller. Dieser Vorteil kommt sehr zum Tragen, solange man sich an die richtigen Tagesmengen an tierischen Produkten hält, wird aber zum Nachteil, wenn man chronisch überzieht. Gerade die Hälfte der täglich notwendigen Eiweißkörper aus tierischen Produkten ist richtig. Dann nutzt man rationell. Die dazu geeigneten Mengen der verschiedenen tierischen Produkte sind nicht groß, zumindest deutlich geringer, als heute in unseren Landen üblich. (Siehe Kapitel „Fehlernährung in Wohlstandszeiten").

Bei den *Kohlenhydraten* wieder spielen tierische Produkte keine Rolle, denn diese enthalten nur wenig davon. Kohlenhydrate beziehen wir aus Pflanzen. Doch auch hier gibt es eine Unterteilung nach dem ernährungsphysiologischen Wert:

Langkettige Kohlenhydrate, man nennt sie polymere Kohlenhydrate oder Polysaccharide, wie sie im Korn, den Kartoffeln und den Gemüsesorten vorkommen, sind dem Körper genehmer als die einfachen Zucker (monomere Kohlenhydrate, Monosaccharide); diese kommen, als Fruktose oder Glukose, überall dort vor, wo etwas süß schmeckt, in Früchten, deren Säften, Honig etc.

Die langkettigen Kohlenhydrate nämlich werden vom Körper allmählich und wohldosiert zu einfachen Zuckern abgebaut. Auf diese Weise werden sie kontinuierlich und nicht überfallsmäßig an das Blut abgegeben. Wenn man zuviel an einfachen Zuckern auf einmal ißt, wird der Stoffwechsel zu schlagartig gefordert und zu überschießenden Regulationen gezwungen. Jeder überschießender Regulation folgt ein „Loch", in der der Körper nicht neuerlich prompt wie gewohnt reagieren kann.

So haben also, vom Blickwinkel der Kohlenhydrate aus gesehen, die *nicht* süß schmeckenden Pflanzen den höheren ernährungsphysiologischen Wert. Auch hier gibt es Mengenangaben, wieviel an einfachen Zuckern aus natürlichen Nahrungsmitteln im Tag zuträglich sind: wohl verteilt bis zu 100 g. Das entspricht immerhin etwa 700 g Kirschen oder Trauben, 800 g Äpfeln oder Birnen bzw. 120 g Honig.

Die ernährungsphysiologische *Qualität* wieder betrifft mehr die handelsübliche Ware. So wie der Handel selbst nach Qualitätsstufen einteilt, nur gibt es hier beachtliche Unterschiede. Ein Mehl Type 405, also feinstraffiniertes Mehl, kann der Handelsklasse Ia angehören, seine ernährungsphysiologische Qualität aber ist sehr gering. Das Ausgangsprodukt für dieses Mehl ist das Weizenkorn. Dieses hat einen hohen ernährungsphysiologischen Wert. Nicht nur, weil es langkettige Kohlenhydrate enthält, wie sie für den Körper ideal sind, sondern, weil es zugleich eine Reihe anderer lebensnotwendiger Nährstoffe mitbringt, welche für die Verarbeitung dieser Kohlenhydrate unerläßlich sind, wie das Vitamin B_1. Auch Mineralien und Spurenelemente sind im unzerteilten Weizenkorn ausreichend — ausreichend zur Verwertung der in ihm enthaltenen Kalorien, immerhin ca. 350 pro 100 g Korn — oder im Überschuß enthalten. So das Mangan, sehr wichtig für den Zellstoffwechsel, als Bestandteil hochaktiver Fermente. Bei Manganmangel können diese Fermente gar nicht erst aufgebaut werden. In 100 g Weizenkorn ist soviel Mangan enthalten, wie ein erwachsener Mensch im Tag benötigt, nämlich 2 mg.

Beim Weizenmehl Type 405, das ist das Mehl, aus dem „feines" Weißbrot und „Fein"-Gebäck hergestellt wird, ist das Vitamin B_1 fast verschwunden, und vom Mangan sind nur mehr 3/1000 mg übriggeblieben! Die hohe ernährungsphysiologische Qualität des ganzen Kornes besteht also nicht mehr. Dieses Weizenmehl macht zwar satt, doch auf Kosten der eigenen Substanz; denn alles, was man zur Verwertung der im Mehl enthaltenen Kohlenhydrate benötigt, muß der Körper aus seinen Speichern liefern, und früher oder später sind diese erschöpft. Um einen Begriff aus der Wirtschaft zu verwenden: Es wird das Stammkapital angegriffen, solange, bis man plötzlich in den roten Zahlen ist. Nun macht der Körper genau das, was in der Wirtschaft üblich ist: Er beginnt mit Einsparungsmaßnahmen. Belastungen, die man bisher als Freude, als Erprobung der Vitalität empfunden hat, die aber vom Körper und seinem Stoffwechsel aus gesehen Luxus sind, wie Potenz oder geistige Schlagfertigkeit oder Namensgedächtnis, werden eingeschränkt. Demselben Streß, den man früher vom Stammkapital her „bei Bedarf" erfüllen konnte, ist man nicht mehr gewachsen. Müdigkeit, Lustlosigkeit, Initiativverlust sind die Symptome des Übergangs von den „roten Zahlen" zum Ausgleichsverfahren, der Stoffwechselerkrankung im weiteren Sinn: Regulationsschwäche *und* ausgeleerte Speicher, mangelnde Vitalität *und* „morsche" Knochen. Meist wird, völlig zu Unrecht, das Alter beschuldigt. Tatsächlich wird man mit chronischer Mangelernährung, das ist, als Beispiel, die Ernährung mit Weizen in der Form seines Mehles Typ 405, auch alt. Aber alt und schwach. Zum Unterschied von alt und rüstig.

Alle naturbelassenen Nahrungsmittel bieten uns eine wesentliche Garantie: Es sind in ihnen sämtliche bekannten, aber auch die bisher noch nicht bekannten essentiellen = lebensnotwendigen Nährstoffe

neben den rein energieliefernden, den Fetten, Kohlenhydraten und Eiweißkörpern, mitenthalten.
Zur Zeit sind über 60 essentielle Nährstoffe wie etwa Mangan, Vitamin B_1 usw bekannt: 1970 kannte man erst 52, 1950 etwa 35. Wir müssen also damit rechnen, daß in Zukunft noch weitere gefunden werden. Nährstoffe, die durch irgendeine chemische oder physikalische Manipulation an den Nahrungsmitteln beseitigt oder inaktiviert werden. Durch Hinzufügen chemischer Substanzen (Natriumbikarbonat als Beispiel für Inaktivierung von B-Vitaminen), durch Zerteilen des Ausgangsproduktes (Manganverlust beim Weizenmehl Typ 405) oder durch Erhitzen (Vitamin C-Verlust). So können wir, wenn wir die Begriffe „ernährungsphysiologischer Wert" und „Erhaltung der Qualität" zusammenfassen, folgende Güteklassen von Nahrungsmitteln definieren:

Güteklasse I.

Nahrungsmittel, welche die bevorzugte Basis der täglichen Ernährung bilden sollten (a), und solche, die man im erweiternden oder ergänzenden Sinn gebrauchen kann (b).

1. Als Fettlieferanten:
a) Kerne, Keime, Samen und Nüsse bzw. die daraus schonend gewonnenen Öle mit hohem Polyensäuregehalt.
b) Hochwertige Margarinesorten mit mindestens 50 % Anteil an naturbelassenen Pflanzenölen.
Butter.
Rohes Schweineschmalz und Gänsefett in begrenzten Mengen.

2. Als Kohlenhydratlieferanten:
a) Getreidekörner, Vollkornbrote.
Frischgemüse mit langkettigen Kohlenhydraten.
Frischobst mit einfachen Zuckern in nicht übertriebenen Mengen.
Unerhitzter, fermenthaltiger Bienenhonig in begrenzter Menge.
b) Mäßig ausgemahlene Mehle (Weizen Typ 812, Roggen Typ 1150), Weizen und Roggenmischbrot.
Halbpolierter Reis (Parboiled-Reis).
Tiefkühlgemüse und Tiefkühlobst.
Rohzucker in begrenzter Menge.

3. Als Eiweißlieferanten:
a) Frischmilch und Frischmilchprodukte (auch pasteurisiert), Frischfleisch und Frischfisch in haushälterischen Mengen.
Frischeier.
b) Tiefkühlfleisch — Geflügel — Fisch.

Güteklasse II.

Nahrungsmittel, welche tunlichst eingeschränkt oder gänzlich gemieden werden sollten.

1. Als Fettlieferanten:
Backfette, Tafelmargarine, „Delikatess"-Margarine, stärker raffinierte und vollraffinierte Öle und Fette.

2. Als Kohlenhydratlieferanten:
Mehle von hohem Ausmahlungsgrad, wie Weizentyp 405, Roggen Typ 815, Stärkemehle (Kartoffel, Mais), geschälter Reis.
Raffinierter Zucker (Weißer Zucker, Traubenzucker, Fruchtzucker), Gemüsekonserven.

3. Als Eiweißlieferanten:
Kondensmilch. Fleisch- oder Fischkonserven.

Man darf die in der Güteklasse II genannten Nahrungsmittel nicht verdammen. In Mangel- und Hungerzeiten weiß man ihren Wert sehr wohl zu schätzen. Auch scheint ein Organismus, welcher stets am Verbraucher-Minimum lebt, sie besser zu tolerieren oder besser auszunützen. Hunger scheint nicht nur der beste, sondern auch der der Gesundheit zuträglichste Koch zu sein. Überflußzeiten wieder sind gerade dadurch ausgezeichnet, daß man wählen kann. Nicht zuletzt in diesem Sinn will die Unterteilung in zwei Güteklassen verstanden sein: Wenn man schon wählen kann, dann entscheide man sich zweckmäßig für das bessere. Hier ist es das ernährungsphysiologisch komplette und zugleich weniger Belastende.

Gehalt an B-Vitaminen bei verschiedenen Weizentypen

Weizenmehltyp	Kohlenhydrate	mg Vit. B_1	mg Vit. B_2	mg Vit. B_3
1700 (Vollmehl)	69,4	0,47	0,17	5
812 (halbraffiniert)	70,2	0,26	0,06	2
405 (ganzraffiniert)	75,3	0,06	0,03	0,7

Mit zunehmender Raffinierung von Weizenmehl nimmt der Gehalt an Kohlenhydraten zu, der Gehalt an B-Vitaminen ab. Je mehr Kohlenhydrate jedoch in der Nahrung enthalten sind, um so mehr Vitamin B_1 benötigt man. Deshalb ist das Mißverhältnis eklatant. Der Verlust von Vitamin B_1 vom Typ 1700 auf Typ 812 beträgt „nur" 40%, bei Typ 405 jedoch 85%. Werte nach Souci-Bosch (1978).

Unterschiedlicher Gehalt an Mineralien und Spurenelementen bei Vollmehl Typ 1700 und raffiniertem Mehl Typ 405 (Weizen)

Weizen	Kohlenhydrate	Natrium	Kalium	Calcium	Magnesium	Mangan	Eisen	Phosphor
Vollmehl (1700)	71	2	290	41	131	2	3,3	372
Raffiniertes Mehl (405)	75,3	1	112	17	29	0,003	1	87

Die Verluste an Mineralien und Spurenelementen beim Weizen haben, abhängig vom Ausmahlgrad, ein bedenkliches Ausmaß. Im raffinierten Mehl gibt es das wertvolle Mangan praktisch überhaupt nicht mehr, und der Magnesiumgehalt, der bei vielen Wissenschaftern als Mitgrund gilt, Körner zu empfehlen, ist stark reduziert. Werte nach W. Uhlich (1981).

Ernährung bei der Gicht

Die Gicht geht mit erhöhter Harnsäure im Blut einher. Dabei gibt es eine kritische Grenze von 6,5 mg Harnsäure in 100 Kubikzentimeter Blut, ab der die Harnsäure in Form von Natriumkarbonat-Kristallen ausfallen kann und so den schmerzhaften Gichtanfall bewirkt. Wenn der Stoffwechsel übersäuert ist, fällt die Harnsäure schon früher aus — bei Werten von 6,5 mg aufwärts. Bei regelmäßigen Werten über 9 mg tritt eine Gichterkrankung mit Sicherheit auf, eher früher als später, auch wenn der Stoffwechsel nicht übersäuert ist.

In den Jahren 1962 bis 1971 hat in Deutschland (BRD) der durchschnittliche Fleischgenuß um 17% zugenommen. Im gleichen

Zeitraum ist der durchschnittliche Harnsäuregehalt der männlichen Bevölkerung von 4,9 mg auf 6,0 mg gestiegen. Er nähert sich also bereits bei der Durchschnittsbevölkerung (!) der kritischen Grenze. Es gibt kaum ein demonstrativeres Beispiel einer durch Fehlernährung bedingten „Volksseuche", als es die Gicht darstellt. Die vorbeugende Diät aber ist einfach und läßt sich im wesentlichen auf 3 Punkte reduzieren:

1. Vermeiden jener Nahrungsmittel, welche größere Mengen an harnsäurebildenden Stoffen besitzen. Das sind Purine, wie sie vorwiegend in tierischen Produkten vorkommen, und hier besonders in zellreichen Materialien wie den Innereien. Nahrungsmittel mit mittleren Purinmengen sollte man einschränken bzw. so zubereiten, daß sich der Puringehalt verringert. So enthält gekochtes Fleisch weniger Purin als dasselbe Stück gebraten, da mit dem Kochwasser (das nun allerdings nicht für die Suppe verwendet werden sollte) ein Teil der Purine herausgelöst wird. Zu den Nahrungsmitteln mit mittlerem Puringehalt gehören auch einige Pflanzen wie Hülsenfrüchte, Spargel und Spinat. Diese spielen aber, wenn man sich nur bei den direkten tierischen Produkten Fleisch, Fisch, Geflügel, Wild, Muscheln beschränkt, keine so große Rolle. Lediglich bei den besonders purinreichen Pflanzen wie Linsen und Erbsen ist Zurückhaltung geboten. Milch, Milchprodukte und Eier enthalten keine Purinkörper. Das ergibt nun automatisch, daß bei Neigung oder Bestehen von Gicht ein Trend zur laktovegetabilen Kost = Milch-Pflanzenkost ratsam ist.

2. Man sollte um den täglichen Basenüberschuß in der Gesamtnahrung bemüht sein. Der ergibt sich jedoch von selbst, wenn man die säureüberschüssigen tierischen Produkte (Fisch, Fleisch, Eier) einschränkt und die ebenfalls säureüberschüssigen Körner nicht übertreibt. Alle anderen Pflanzen, besonders das Wurzelwerk, sind basenüberschüssig. Milchprodukte verhalten sich in etwa neutral. Eine laktovegetabile Kost mit mittleren Körnermengen ist also stets basenüberschüssig. Auch die Einbeziehung von haushälterischen Mengen an Fleisch und Fisch bewirkt noch keinen Säureüberschuß, solange man gleichzeitig ausreichende Mengen an Gemüse und dem ebenfalls basischem Obst ißt.

3. Es ist wichtig, stets für ausreichende Flüssigkeitsmengen zu sorgen. Die Harnmenge soll in 24 Stunden nicht weniger als 2 Liter betragen. Bei Durstzuständen kommt es zur Eindickung des Harnes in den ableitenden Harnwegen, was wieder die Bildung von Nieren-

steinen auf Harnsäurebasis fördert. Bei höheren Blutharnsäurewerten zahlt es sich aus, auch abends, gegebenenfalls nachts, Flüssigkeit in Form von Wasser, Tee*) oder Tafelwasser zuzuführen. Auch verdünnte ungesüßte Frucht- und Gemüsesäfte eignen sich.

Alkohol verschlechtert die Gicht in der Regel: Bier enthält Purine (1 Liter Lagerbier 150 mg). Andere Alkoholika können einen unvermittelten Säureanstieg im Gewebe hervorrufen, wodurch es zur plötzlichen Kristallbildung der Harnsäure und damit zum Gichtanfall kommt.

Eine Besonderheit ist die D(-)Milchsäure in der Nahrung. Der Körper kann sie nicht rasch umsetzen, wodurch es zu einer vorübergehenden Milchsäureacidose (Lactacidose, eine Form von Übersäuerung) kommt. D(-)Milchsäure ist in größeren Mengen im Yoghurt enthalten (700 mg in 100 cc). Der Gichtbelastete wird Yoghurt meiden. Andere Milchprodukte enthalten wenig D(-)Milchsäure, sind also diesbezüglich unbedenklich. Die folgende Tabelle (Seite 55) ist in dieser Richtung zu verstehen:

Ein bereits an der Gicht Erkrankter sollte 150 mg Purine täglich in der Nahrung nicht überschreiten.

Bei Grenzwerten (Harnsäure bei 6,5 mg), sowie bei gehäuftem Gichtvorkommen in der Verwandtschaft liegt die Menge, die man nicht überziehen sollte, bei 300 mg Purine täglich. Aber auch jeder sonst Gesunde, der die Vierzig bereits überschritten hat, sollte vorbeugend unter 400 bis 500 mg bleiben. Es kann nämlich die Überraschung geben, daß man, wie die ausgewanderten Italiener (s. S. 30), von einer „familiären Disposition" gar nichts weiß und in Wirklichkeit höchst gefährdet ist. Dieser Wert von 400—500 mg ist nicht willkürlich gewählt. Aus Untersuchungen weiß man, daß jeder Mensch etwa 1000—1200 mg Harnsäure stets in seinem Körper hat. Davon wird knapp die Hälfte täglich problemlos ausgeschieden. Diese Menge ist es also, welche man auch als Gesunder bei der Nachfuhr nicht überschreiten sollte. Jedes Mehr ist für den Körper nicht mehr problemlos: Es erfordert besondere Ausscheidungsmaßnahmen. Eine unnotwendige Stoffwechselbelastung also mit überhöhtem Energieverschleiß. Wenn es der Körper auch bewältigt, irgendwo geht ihm diese Energie ab, und man ist nicht mehr ganz so fit.

*) Russischer Tee, Kaffee und Kakao enthalten wohl Purinkörper, aber keine solchen, aus denen Harnsäure gebildet wird.

Puringehalt in Nahrungsmitteln pro 100 g Frischgewicht

100 g Nahrungsmittel	mg Purine
Bries	825 — 1270
Leber	230 — 300
Niere, Hirn, Herz, Wild, Geflügel	120 — 200
Fleisch von Schlachttieren, Fleischkonserven	100 — 190
Fleischextrakt	160 — 5000
1 durchschnittliche Bouillon (Rindsuppe)	30
Süßwasserfische	100 — 190
Meeresfische, Muscheln, Hummer	75 — 150
Fischkonserven (Anchovis, Ölsardinen)	300 — 360
Milchprodukte und Eier	praktisch purinfrei
Hülsenfrüchte getrocknet	80 — 250*)
Hülsenfrüchte grün	20 — 60
Spargel	100
Spinat	60
Rosenkohl	50
Blumenkohl	40
Alle anderen Gemüsesorten	praktisch purinfrei
Weizen, Roggen, Hafer, Hirse, Gerste	60
Mais, Reis, Buchweizen, Kerne, Pilze	40
Vollkornbrot	40
Weißbrot	praktisch purinfrei

Ein bereits an Gicht Erkrankter sollte 150 mg Purine in der täglichen Nahrung nicht überschreiten. Für ihn fallen eine Reihe von Nahrungsmitteln weg.
Wer zu Gicht neigt bzw. Bluthamsäurewerte von 6,5 mg erreicht hat, sollte 300 mg Purine als Grenze ansehen. Auch hier wird man kalkulieren müssen.

*) Linsen haben den höchsten Puringehalt (250), gefolgt von Erbsen (150). Bohnen enthalten geringere Mengen.

Heilkräuter bei der Gicht

Wie bei allen Stoffwechselerkrankungen spielen Heilkräuter im Verhältnis zur Ernährung eine untergeordnete Rolle. Zur Unterstützung kann man sie heranziehen. Die wichtigsten:

- Der schwarze Holunder *(Sambucus niger),* Blätter und Blüten.
- Das wilde Stiefmütterchen *(Viola tricolor),* Blüten und Kraut.
- Die Schlüsselblume *(Primula veris),* Blüten, auch das ganze Kraut.
- Das Mädesüß *(Filipendula ulmaria),* Sproßspitzen, Blätter, Wurzeln.
- Der Mais *(Zea mays),* Griffel (Bart).

Diese Pflanzen kann man, als Tee in üblicher Weise zubereitet, auch im Hausgebrauch verwenden. Sie alle fördern die Ausscheidung der Harnsäure.

Das eigentliche pflanzliche Gichtmittel: Die Herbstzeitlose *(Colchicum autumnale)* mit dem Gift Colchicin, welche früher eine große Rolle spielte (man sagte sogar: „Ein Schmerzanfall, der nicht prompt auf Colchicin reagiert, ist keine Gicht"), gehört streng in die Hand des Arztes.

Fette und Stoffwechselerkrankungen

Während in Wohlstandszeiten tierische Produkte und damit tierisches Eiweiß, tierische Fette, aber auch andere vornehmlich in tierischen Produkten vorkommende Substanzen wie harnsäurebildende Purinkörper (in Fleisch, Fisch, vor allem in Innereien) und Cholesterin (in allen tierischen Fetten, auch im Milch- und Eifett) vermehrt gebraucht werden, so daß man zur Mäßigung raten muß, wird ein anderer Nährstoff sehr vernachlässigt: die mehrfach ungesättigten Fettsäuren, auch essentielle = lebensnotwendige Fettsäuren, *Polyensäuren* oder Vitamin F genannt. Diese kommen in größeren Mengen nur in bestimmten — nicht allen — pflanzlichen Fetten*) in größeren Mengen vor.
Die Vernachlässigung dieser Polyensäuren (wir wollen wegen der Wortkürze im Rahmen dieses Kapitels bei diesem Begriff bleiben, er bedeutet nichts anderes als das deutsche „mehrfach ungesättigte (Fett)säuren") ist zumindest auffällig. Denn in Wohlstandszeiten könnte man sich die doch relativ geringen Mengen, welche man davon täglich benötigt, ohne weiteres besorgen. Ihre Wichtigkeit scheint, wie der Verfasser in Gesprächen mit Patienten feststellen konnte, etwas zu wenig bekannt zu sein. Die meisten erfahren davon erst, wenn sie bereits an einer Stoffwechselkrankheit leiden und ihnen der Arzt eine polyensäure-reiche Diät empfehlen muß. Überzüchtete Kochmethoden, wie in Wohlstandszeiten vielfach üblich, tragen auch ihren Teil dazu bei: Auch noch so polyensäurereiche Ausgangsprodukte verlieren durch Erhitzen ihren Gehalt. Wir wollen uns daher mit den Fetten allgemein und mit den Polyensäuren im besonderen näher beschäftigen.
Völlig fettfrei kann man sich nicht ernähren. Das würde zumindest zu Mangel an jenen Vitaminen führen, die nur in Nahrungsfetten

*) Bei pflanzlichen Fetten spricht man meist von „fetten Ölen", im Unterschied zu den ätherischen (flüchtigen) Ölen, welche bei den Heilpflanzen eine besondere Rolle spielen.

enthalten sind, vor allem A und E, aber auch D und K. Unabhängig davon aber hat sich herausgestellt, daß auch eine bestimmte Form von Fetten, das sind die Polyensäuren, lebensnotwendig sind und täglich zugeführt werden sollten.

Die Menge, die man davon braucht, hängt von verschiedenen Überlegungen ab:

Der absolute Mindestbedarf eines gesunden Erwachsenen, welcher in keiner Weise gefordert ist, liegt nach Angabe der maßgeblichen Gesundheitsorganisationen bei 10 g. Dieser Wert variiert nach der jeweiligen Stoffwechselsituation. So brauchen Kinder, obwohl kleiner, aber im Wachstum und damit in einem relativ größerem Umsatz begriffen, mehr davon. Bei Mangel an Polyensäuren treten bei ihnen Wachstumsstörungen, Hauterscheinungen, brüchige Nägel, schlechte Haare usw. relativ bald auf. Im weiteren kommt es zu den ersten Grundlagen für spätere Stoffwechselerkrankungen und im Extremfall zum Nichtausbilden der Fortpflanzungsfähigkeit. Folgeschäden also, die man erst nach Jahren merkt und deshalb an den Zusammenhang gar nicht denkt.

Bei Ratten, welche viel schnellebiger sind, kann man das besser beobachten. Diese zeigen bei völlig fettfreier Ernährung bereits nach drei Monaten alle Symptome: Hautgeschwüre, Haarausfall, verminderte Fortpflanzungsfähigkeit. Nach längstens neun Monaten sterben die fettfrei ernährten Ratten an Stoffwechselversagen, wenn sie nicht schon vorher an Infektionen, denen sie widerstandslos gegenüberstehen, zugrunde gegangen sind. Vitamin E-Mangel *und* Mangel an Polyensäuren sind in erster Linie für das Geschehen verantwortlich.

Es gibt auch Selbstversuche von Forschern mit völlig fettfreier Ernährung. W. R. Brown führte einen solchen Versuch an sich 6 Monate lang durch. Er aß völlig normal, nur wurde jedes Fett aus den Nahrungsmitteln mit ausgeklügelten Methoden entfernt. Dabei wurde, und diese Feststellung ist wichtig, sein subjektives Wohlbefinden nicht beeinträchtigt, doch die objektiven Laborwerte wurden schlechter und schlechter. Als der Blut-Polyensäuregehalt auf 50% der Norm abgesunken war, brach Brown den Selbstversuch ab. Wahrscheinlich gerade rechtzeitig.

Es ist das gleichsam Hinterlistige beim allmählichen Entstehen von Stoffwechselerkrankungen, daß man subjektiv nicht viel merkt: Ein bißchen mehr Müdigkeit, Lustlosigkeit, Streßempfindlichkeit. Das schiebt man dann auf andere Ursachen und legt es auch oft als „larvierte Depression" aus; und plötzlich, wenn ein gewisses Maß

überschritten ist, bricht die Krankheit mit einem Schlag unübersehbar aus. Bei der Gicht zum Beispiel, im wahrsten Wortsinn, über Nacht. Eine rechtzeitige (Labor)Befunderhebung hätte alles geklärt und auch durch entsprechende Maßnahmen das Auftreten der Stoffwechselerkrankung verhindert.
Das konnte man an Ratten demonstrieren: Wenn man ihnen, nach dreimonatiger fettfreier Ernährung, als also die ersten Symptome — Geschwüre, Haarausfall, Fortpflanzungsunfähigkeit — bereits aufgetreten waren, eine der wichtigen Polyensäuren, die Linolsäure, vermehrt ins Futter gab, heilte alles wieder aus. Nur, die Dosis, die man nun brauchte, war etwa dreimal so hoch als die Dosis, die genügt hätte, um die Erkrankung gar nicht erst entstehen zu lassen. Bei Ratten von durchschnittlichem Gewicht verhindern 20 mg Polyensäuren, daß sie krank werden. Das ist die *prophylaktische* (vorbeugende) Dosis. Nachdem die Ratten aber durch Fehlernährung einmal stoffwechselkrank geworden waren, mußte man ihnen mindestens 60 mg geben, damit sie wieder gesund wurden. Das ist die *kurative* (heilende) Dosis (Nach Untersuchungen von G. O. Burr und A. J. Weber).
Diese Erkenntnis ist sehr wichtig. Die vorbeugende Dosis, welche Stoffwechselkrankheiten gerade verhindern kann, ist beim erwachsenen Menschen 10 g Polyensäuren täglich. Das genügt, solange man noch völlig gesund und auch ungefordert ist. Bereits bei mittlerer sportlicher Tätigkeit oder bei der heute üblichen Streßbelastung, welche ebenfalls den Fettstoffwechsel durch den größeren Verschleiß der schnell verfügbaren sogenannten freien Fettsäuren belastet, steigt der Bedarf sprunghaft an: Auf 20 g Polyensäuren im Tag und mehr. Weiter steigt der Bedarf an, wenn Krankheiten, besonders Stoffwechselkrankheiten, drohen oder gar schon bestehen. Hier wird schon der kurative Wert der Polyensäuren notwendig. Die Mengen an Polyensäuren nun, die man bei drohenden oder bestehenden Stoffwechselkrankheiten benötigt, sind auch von der Gesamtfettzufuhr abhängig.

Alle natürlichen Fette bestehen grundsätzlich aus drei Arten von Fettsäuren, die sich durch ihren verschiedenen Sättigungsgrad unterscheiden.

1. Die gesättigten Fettsäuren. Sie kommen vorwiegend in tierischen Fetten vor, aber auch in manchen pflanzlichen Fruchtfetten wie

Kokos- oder Palmkernfett. Diese gesättigten Fettsäuren belasten den Stoffwechsel. Hier wird man einsparen, denn diese Fette gilt es abzudecken.

2. *Die einfach ungesättigten Fettsäuren.* Sie nehmen in jedem Fett einen gewissen prozentuellen Anteil ein. Der Körper verträgt sie gut, aber sie haben keinen quasi therapeutischen Charakter wie die dritte Gruppe.

3. *Die Polyensäuren.* Diese mehrfach ungesättigten Fettsäuren sind es, auf die es ankommt. Jene Produkte, die viel von ihnen enthalten — Samen, Kerne, Keime, Nüsse bzw. die daraus möglichst „naturbelassen" hergestellten Öle — sollten deshalb eine größere Rolle im täglichen Speiseplan spielen. Wenn man aber solche Öle zu Brat- oder Backzwecken benutzt, sind sie, was ihren Polyensäuregehalt anbetrifft, entwertet. Sie sind also in ihrer ursprünglichen Form zu genießen, will man die Polyensäure nutzen.

Für die tägliche Ernährung des Stoffwechselbelasteten — als Empfehlung aber auch für den Gesunden — gibt es nun eine Formel, welche in die Praxis umzusetzen wäre:

$$\frac{\text{p (= Polyensäuren)}}{\text{s (= gesättigte Fettsäuren)}} = 1{,}0$$

Genaugenommen: *mindestens* 1,0

Das heißt: Wer 30 g gesättigter Fettsäuren zu sich nimmt, sollte am selben Tag mindestens auch 30 g Polyensäuren essen.

$$\frac{\text{p} = 30\text{ g}}{\text{s} = 30\text{ g}} = \frac{30}{30} = 1{,}0$$

Wer es sich so einteilt und zugleich auch eine zweite Regel beachtet: nicht mehr als 35 % Gesamtenergieanteil der täglichen Nahrung aus Fetten, das sind etwa 100 g Fette, die man täglich nicht überziehen sollte, kann auch mit dem kurativen = heilenden Effekt der Polyensäuren rechnen.

In Wirklichkeit ist es gar nicht so kompliziert, sich daran zu halten. Im Kapitel über den haushälterischen Gebrauch tierischer Produkte wurde schon Wert darauf gelegt, daß der Leser, wenn er die dort empfohlenen Mengen nicht überzieht, gar nicht erst Gefahr läuft, ein Zuviel an gesättigten Fettsäuren aufzunehmen. Ein Zuviel, das wären Größen, die man nicht mehr durch Polyensäuren, welche praktisch nur aus pflanzlichen Produkten kommen, kompensieren könnte, ohne die Gesamtfettzufuhr über das verträgliche Maß zu erhöhen. Wenn wir also rechnen, daß wir aus tierischen Produkten versteckte Fette von nicht mehr als 25 g aufnehmen, dazu eventuell noch 10—15 g Aufstrichfette wie Butter oder Schweineschmalz, welche beide um 50% gesättigte Fettsäuren enthalten, dann geht es sich aus. Vorausgesetzt, daß man als Ergänzung wirklich hochwertige polyensäurereiche Öle benutzt.

Es ist nämlich besser, die 70—100 g Gesamtfett täglich auszunutzen und dabei die richtigen Mengen Polyensäuren hineinzufügen, als etwa bewußt fettarm zu essen, aber nur tierisches Fett. 40 g gesättigte Fettsäuren allein im Tag stiften mehr Schaden als 40 g gesättigte Fettsäuren, ergänzt durch 40 g Polyensäuren. So rät auch H. Anemueller: „Ein zur Ausrichtung des p/s Quotienten erforderliches Übergewicht der Polyensäuren ist leichter zu erreichen, wenn der Fettenergieanteil bei ca. 35% bleibt und nicht stärker verringert wird."

Der p/s Quotient von 1,0, das heißt also pro Gramm aufgenommener gesättigter Fettsäuren hinzufügen von 1 g Polyensäuren, gilt für die meisten Stoffwechselerkrankungen. Bei erhöhtem Cholesterin und bei Zuckerkrankheit wird eine noch konsequentere Einteilung empfohlen, nämlich pro Gramm gesättigter Fettsäuren 1,5 g Polyensäuren. In der Praxis bedeutet das, daß man bei diesen Störungen die gesättigten Fettsäuren besonders reduzieren muß, um die Gesamtfettmenge nicht zu überziehen.

Ernährung bei Fettstoffwechselstörungen

Die Fettstoffwechselstörungen (Hyperlipoproteinämien) haben eine besondere Beziehung zu Gefäßerkrankungen. Sie führen, wenn sie nicht behandelt werden, schneller zu Verkalkungsprozessen, besonders der Herzkranzgefäße. Dadurch wieder wird der Herzmuskel nicht ausreichend mit Sauerstoff versorgt: Es kann zum Herzinfarkt kommen. Wie bei der Gicht nimmt man auch bei den Fettstoffwechselstörungen „eventuell" anlagebedingte Faktoren an, „welche (aber) erst bei einer Fehlernährung — Überernährung — manifest

werden“ (E. Kriehuber). Man schätzt, daß etwa 20% der erwachsenen Bevölkerung unter Fettstoffwechselstörungen leidet: Wie bei der Gicht ist das zum größten Teil nichts anderes als die Folge des ernährungsmäßig fehlgenützten Wohlstandes.
Kennzeichnend für die Erkrankung ist die Erhöhung einzelner oder mehrerer Lipide im Blutserum, wie der Triglyceride, der freien Fettsäuren, des Cholesterins oder der Phosphatide.
Dabei unterscheidet man 5 Hauptformen, von denen zwei für uns wegen ihrer Häufigkeit von Bedeutung sind:

1. Die *Hypercholesterinämie,* welcher wieder ohne (Typ II a) oder mit (Typ II b) gleichzeitiger Erhöhung der Triglyceride vorkommen kann. Beide sind ernährungsabhängige Erkrankungen, welche im besten Alter auftreten, oft schon zwischen dem 30. und 40. Lebensjahr. Es besteht eine ausgesprochene Neigung zu Herzkranzgefäßerkrankungen. Mehr als 2/3 aller Fettstoffwechselerkrankten leiden darunter.

2. Die *Hypertriglyceridämie,* welche mit meist normalem oder leicht erhöhtem Cholesterin einhergeht. Auch hier besteht Neigung zu Herzkranzgefäßerkrankungen, auch Verkalkungsneigung anderer Gefäße, wie des Gehirns, des Bauches oder der Beine (Schaufensterkrankheit). Dieser „Typ IV“ der Hyperlipidämien kommt bei fast einem Drittel aller Fettstoffwechselerkrankten vor. Nicht selten besteht gleichzeitig die Neigung zu einer anderen großen Stoffwechselerkrankung, wie der Zuckerkrankheit oder der Gicht.

Allgemein haben die Blutfette die Eigenschaft, daß sie die Fließfähigkeit des Blutes bei Erhöhung nachhaltig verändern. Das Blut wird, wie man früher gesagt hat, „zu dick“. Normalerweise kommt es nach jeder Mahlzeit zu einer vorübergehenden Erhöhung der Blutfette, doch wird das Blut nach kurzer Zeit wieder „geklärt“. Besonders bei fettreichen Mahlzeiten mit gleichzeitigem Alkohol- und Nikotingenuß ist dieser Klärungsmechanismus aber verlangsamt. Schließlich kommt es zur Dauererhöhung eines der belastenden Faktoren. Erhöhtes Cholesterin lagert sich in den Gefäßwänden ab und führt mit großer Sicherheit zu Folgeschäden: So ergab die amerikanische Framingham-Studie, daß Männer in mittlerem Alter, welche einen Serumcholesterinspiegel von über 260 mg in 100 cc Blutserum aufweisen, siebenmal so oft an Herzinfarkt erkranken, als solche, bei denen das Cholesterin unter 220 mg lag.

Wie bei der Gicht aber ist die folgerichtige Diät, welche in den meisten Fällen zu einer deutlichen Besserung der Erkrankung führt, einfach. Wenn daran etwas mit Mühen verbunden ist, dann die bei bestehendem Übergewicht notwendige Gewichtsreduktion, welche allein schon die Situation verbessert. Dabei darf man natürlich nicht eine der Fleisch-Fett-Salat-Diäten wie die von Dr. Atkins verwenden, denn sonst treibt man, wie wir sehen werden, den Teufel mit dem Belzebub aus.

Abgesehen von der Gewichtsreduktion ist der wichtigste Punkt die konsequente Umstellung des Fettverzehrs: weg von tierischen Fetten und hin zu den hochwertigen polyensäurereichen Pflanzenfetten. Während nämlich tierische Fette und gehärtete Pflanzenfette die Situation verschlechtern, haben die Polyensäuren hier besonders ihren kurativen Charakter. Sie verbessern die Klärung des Blutes.

Der dritte wichtige Punkt ist die Verminderung der Cholesterinzufuhr aus cholesterinhaltigen Nahrungsmitteln, und zwar auf unter 300 mg/Tag. Es sind ausschließlich tierische Produkte, welche Cholesterin enthalten.

Man hat festgestellt, daß man bei ausgesucht fettarmer Kost nur 40 mg bis maximal 100 mg Cholesterin im Tag aufnimmt, während man bei der heute nicht seltenen, an tierischen Fetten reichen Gewohnheitskost bis zu 1400 mg davon in den Körper zwingt. Das kann auf die Dauer nicht gut gehen, jedenfalls nicht bei einer gleichzeitig sitzenden Lebensweise.

Cholesterin ist in den verschiedenen tierischen Produkten verschieden stark vertreten und als fettlösliche Substanz an deren Fett gebunden. Dennoch ist es besser, sich die Werte aus folgenden Tabellen anzusehen, denn manche tierischen Sorten enthalten gar nicht soviel Fett, wie das Kalbshirn (7,6 %), wohl aber extreme Mengen an Cholesterin (3050 mg in 100 g Kalbshirn).

Im allgemeinen kann man eine verminderte Cholesterinzufuhr erreichen, wenn man folgende Nahrungsmittel meidet oder stark einschränkt:

1. Schlachtfette
2. Fettes Fleisch
3. Würste handelsüblicher Art
4. Innereien
5. Butter
6. Fetter Käse
7. Eier

Nahrungsmittel mit hohem und höchsten Cholesteringehalt

100 g Ware		mg Cholesterin
Kalb	Hirn	3050
	Niere	500
	Leber	360
	Bries	300
	Herz	180
	Zunge	140
Rind	Hirn	2360
	Niere	410
	Leber	360
	Bries	300
	Herz	150
	Zunge	150
Schwein	Leber	420
	Niere	350
	Herz	140
	Zunge	140
1 Hühnerei, (ca. 60 g)		280
Eigelb		1400
Eipulver		1740
Butterschmalz		340
Butter		240
Kaviar		400
Auster		230
Miesmuschel		150

Es sind die Innereien, das Eigelb, Butter und Weichteiltiere welche den höchsten Gehalt an Cholesterin aufweisen. Der an Fettstoffwechselerkrankung Leidende wird diese Nahrungsmittel meist gänzlich vom Speiseplan streichen.

Nahrungsmittel mit mittleren Cholesteringehalt

Schlachttierfleich im Ø	70—90
Geflügel im Ø	70—80
Wild im Ø	90—110
Fisch im Ø	30—80
Käsesorten fett	70—120
Käsesorten mager	30—60
Vollmilch (1 Liter)	100
Magermilch (1 Liter)	30
Würste im Ø	60—100
Schweineschmalz	100

Fleisch, Fisch, Geflügel und Wild sowie fette Käsesorten enthalten mittlere Mengen an Cholesterin. Doch kann man sie in haushälterischen Mengen auch bei Fettstoffwechselerkrankungen einsetzen. Die Gesamtzufuhr soll aber 300 mg Cholesterin im Tag nicht überschreiten.

Polyensäurereiche Produkte

Dazu zählen in erster Linie die „naturbelassenen" *) Öle. Diese müssen, so wie sie sind, verzehrt werden. Als Salatöle, als Teil von Brotaufstrichen, etwa als empfehlenswertes Gemisch mit Magerquark. Mit vielen grünen Kräutern hergestellt, schmeckt es sehr gut. Diese Öle sollten nicht zu Kochzwecken erhitzt werden, denn dann gehen die Polyensäuren zum Großteil in gesättigte Fettsäuren über. Das vorher hochwertige Öl hat damit nicht nur seinen Wert verloren, sondern belastet nun den Stoffwechsel. Auch Öle, die der Luft ausgesetzt waren und „anoxydiert" wurden, ebenso wie ranzige (zersetzte) Öle, sind nicht nur wertlos, sondern sogar von Schaden. Beim anoxydierten Öl entsteht Dioxystearinsäure, welche die Darmbakterien stört, sodaß die körpereigene Vitamin K-Synthese nicht mehr funktioniert.

Ranzige Öle enthalten giftige Peroxyde, welche die Vitamine A, C, D, F, B_6 und Pantothensäure zerstören. Bei anverdorbenem Material erleidet man also statt Vorteil nur Schaden. Gerade die naturbelassensten Öle, wie die sogenannten Jungfernöle, verderben am schnellsten. So ist das handelsübliche Produkt doch ein guter Mittelweg: Nicht ganz naturbelassen, dafür aber nicht so schnell giftig.

Besonders polyensäurereich sind *Distelöl* (75%) und *Leinöl* (70%). Zugleich enthalten sie nur geringere Mengen an gesättigten Fettsäuren, nämlich je 10%, sodaß der p/s Quotient bei Distelöl (7,5) und Leinöl (7,0) der höchste und damit vorteilhafteste ist, den man zur Zeit käuflich erhält.

Von diesen Ölen hat man in etwa drei bis vier Eßlöffeln 35 bis 45 g Polyensäuren, zugleich nur 4 bis 6 g gesättigte Fettsäuren. Dazu kommen 6—8 g einfach gesättigte Fettsäuren, also insgesamt bis zu 60 g Gesamtfett. Die restlichen im Tag zuträglichen 30 g könnte man aus tierischen Fetten genießen. Das entspricht gerade den Mengen, wie wir sie empfohlen haben. Der p/s-Quotient bleibt dabei immer über 1,0, insbesondere die tierischen Fette ja nicht nur gesättigte Fettsäuren enthalten, sondern auch einfach ungesättigte.

Sonnenblumenöl, Maiskeimöl und *Kürbiskernöl* weisen gute Werte auf. Die Spitzensorten erreichen p/s-Quotienten bis zu 6,0. Auf den

*) Die auch als solche deklariert sind. Ein wirklich naturbelassenes Öl, hergestellt durch Kaltpressung, z. B. durch das Eigengewicht des Materials, gibt es im Handel kaum. Die in der Folge angegebenen Werte entsprechen den Proben aus handelsüblichen Sorten.

Packungen ist stets nur der Gehalt an Polyensäuren angegeben. Meist liest man: „essentielle Fettsäuren“ oder „Linolsäure mindestens 55%“ oder so ähnlich. Die Menge der gesättigten Fettsäuren ist aber nicht angegeben. Man kann bei diesen drei Ölen mit 10—15% gesättigter Fettsäuren rechnen. Mehr haben sie nie. Das würde im schlechtesten Fall einen p/s-Quotienten von 55 : 15 = ca. 3,7 ergeben. Auch mit einem solchen Öl kann man noch arbeiten, sollte aber von tierischen Produkten — wie Fleisch, Fisch, Käse — wirklich nur die Magersorten verwenden.

Ähnlich ist es bei den *hochwertigen Margarinesorten.* Über einen p/s-Quotienten von 3,0 kommt kaum eine. Das sind als „Diät“- oder „Reformhausmargarinen“ deklarierte Sorten: Hergestellt aus 60% Sonnenblumenkaltpreßöl und 40% Kokos- und Palmkernfett, oder Gemische aus Sonnenblumen-, Maiskeim- und Distelöl, versetzt mit Palmkernfett. Stets muß auf der Packung der Gehalt an Polyensäuren (essentielle Fettsäuren% oder Linolsäure%) angegeben sein. Auf Grund des Mischungsverhältnisses kommt man hier bis 60%. Zugleich sind (auf der Packung nicht deklariert) 20—25% gesättigte Fettsäuren auch in den besten Margarinesorten enthalten. Dennoch kann man sie wegen ihres Polyensäureüberschusses einsetzen. Als Brotaufstrich natürlich. Wollte man sie zu Kochzwekken benutzen, darf man sie hinsichtlich Polyensäuren nicht mehr in Rechnung ziehen.

Damit soll aber nicht gesagt werden, daß sie sich (wie alle Pflanzenfette und Öle) zu Kochzwecken nicht gut eignen. Durch ihren hohen Siedepunkt sind sie sogar am empfehlenswertesten, wenn man schon Fett oder Öl zum Kochen oder Braten benutzt. Der Stoffwechselgeschädigte wird sich hier aber sehr, der Gesunde nach Maßen zurückhalten. Die Beschränkung bei Kochfetten gehört ja mit zum Programm: gesund leben mit Fetten.

Tafelmargarinen und sogenannte *Delikateßmargarinen* habe alle p/s-Quotienten von unter 1,0 ebenso wie reine *Kokosfette, Palmkernfett* und andere Backfette pflanzlichen Ursprunges. Auch hier gilt: man kann sie in geringeren Mengen zu Kochzwecken einsetzen, muß sie aber dann in die Waagschale der gesättigten Fettsäuren legen, wie die tierischen Fette.

Alle tierischen Fette haben einen nur geringen Polyensäuregehalt. Ausnahmen bilden manche Fische, die man allerdings, zumindest in unseren Landen, nicht roh genießt. So müssen wir auch sie in die Waagschale der gesättigten Fettsäuren legen. Außerdem sind es

gerade die fettarmen Sorten, die einen relativ hohen Polyensäuregehalt haben, wie der Heilbutt — 2 g Fett in 100 g Frischeinwaage insgesamt; davon 0,5 g gesättigte Fettsäuren und 1 g Polyensäuren, also ein p/s-Quotient von 2,0. Die geringen Fettmengen machen ihn und andere Fische, wie schon im vorherigen Kapitel erwähnt, als mit Fettproblemen nicht belasteter tierischer Eiweißträger wertvoll. Als Polyensäureträger kann man ihn nicht in Rechnung stellen.
Bei Fleischwaren und den in ihnen enthaltenen Fetten ist der p/s Quotient im Durchschnitt zwischen 0,05 und 0,3. Die gesättigten Fettsäuren überwiegen also bei weitem. Es gibt wohl mit Polyensäuren angereicherte Diätwürste. Sie sind allerdings keine reinen Fleischprodukte, sondern bestimmte fettarme Fleischsorten, vermischt mit Pflanzenölen.

Polyensäuregehalt in Pflanzenölen und Margarinesorten — p/s Quotient 1,0 und höher

Handelsübliche Ware im Durchschnitt	Polyensäure-*) gehalt in %	Gesättigte Fettsäuren in %	P/s-Quotient
Distelöl	75	10	7,5
Leinöl	70	10	7,0
Sonnenblumenöl	60	10	6,0
Mohnöl	60	10	6,0
Weizenkeimöl	55	10	5,5
Walnußöl	55	10	5,5
Sojaöl	60	15	4,0
Maiskeimöl	55	15	3,7
Kürbiskernöl	50	15	3,3
Baumwollsamenöl	50	25	2,0
Erdnußöl	30	20	1,5
Olivenöl	10	10	1,0
Diätmargarine **)	60	20	3,0
Reformhausmargarine **)	50	20	2,5

Man sollte sich angewöhnen, von den polyensäurereichen Produkten bevorzugt Gebrauch zu machen. Je höher der p/s-Quotient, desto höher der ernährungsphysiologische Wert des Produktes. Das Gesamt-Fett sollte unter 100 g täglich bleiben. Zugleich aber sollte der Gesamt-p/s-Quotient mindestens 1,0 erreichen. Wenn man als Beispiel Olivenöl benutzt, kann man als Stoffwechselbelasteter keine tierischen Fette (sämtlich unter 1,0) zusätzlich essen. Denn dann wird das Ziel nicht erreicht.

*) Die fehlenden Prozente sind einfach ungesättigte Fettsäuren.

**) Spitzenqualität. Der Gehalt an Polyensäuren muß auf der Verpackung exakt angegeben sein als % Linolsäure, % mehrfach (= hoch-)ungesättigte Fettsäuren oder % essentielle Fettsäuren. Der Begriff „angereichert" ohne exakte Zahlenangaben sollte nicht genügen.

Polyensäuregehalt in tierischen und pflanzlichen Fetten — p/s Quotient unter 1,0

Handelsübliche Ware im Durchschnitt	Polyensäuregehalt in %	Gesättigte Fettsäuren in %	p/s Quotient
Hühner-, Gänsefett	23	35	0,7
Schweineschmalz	8	40	0,2
Rindertalg	2	50	0,04
Hammelfett	2	55	0,04
Butter, Milchfett	3	60	0,05
Tafelmargarine	10	15	0,7
Palmöl *)	10	50	0,2
Kakaobutter	2	60	0,03
Palmkernfett *)	2	90	0,02
Kokosfett	1	90	0,01

Alle tierischen und manche pflanzlichen Fette enthalten wenig an Polyensäuren, zugleich aber oft große Mengen an gesättigten Fettsäuren. Man wird sie sehr sparsam verwenden müssen. Größere Mengen, ab etwa 30—40 g, sind nur sehr schwer mit Hilfe eines der hochwertigen Pflanzenöle auf eine p/s Quotienten von 1,0 zu korrigieren, ohne daß man zugleich die Gesamtfettmenge überzieht.

*) Palmöl: „Palmbutter", gewonnen aus dem Fruchtfleisch der Ölpalme (Elaeis guinesis). Farbe weiß bis gelblich, niedriger Schmelzpunkt. Palmkernfett: gewonnen aus dem Fruchtsamen der Ölpalme. Farbe rötlich, hoher Schmelzpunkt.

Auch Milchfett (Butter) besitzt nur etwa 5% Polyensäuren, gegenüber 50% gesättigter Fettsäuren. Der p/s-Quotient ist also 0,1. Ein Vorteil von Milchfett sind die kurzkettigen Fettmoleküle. Sie sind leicht verdaulich. So zeigt sich, daß nur 1,2% aller Darmgeschädigten Butter nicht vertragen. Bei Neigung zu Stoffwechselerkrankungen wird man auch mit diesem an sich wertvollen Produkt sparsam umgehen.

Allgemein könnte man sagen: Aus dem Blickwinkel des stoffwechselbelasteten Menschen ist ein Nahrungsmittel hinsichtlich seines Fettgehaltes dann *vollwertig,* wenn es mindestens gleich viele Polyensäuren enthält wie gesättigte Fettsäuren — entsprechend einem geforderten p/s-Quotienten von 1,0.

Nahrungsmittel mit einem niedrigeren p/s-Quotienten müssen durch ein zweites Nahrungsmittel, welches das Defizit ausgleicht, ergänzt werden.

Dabei darf man aber nicht vergessen, daß hinter allen Überlegungen noch der Grundsatz steht, daß die Gesamtfettzufuhr nicht mehr als 35% der im Tag benötigten Energie bringen soll. Bei einem Büroarbeiter mit 75 kg Normalgewicht wären das etwa 90 g.

Heilkräuter bei Fettstoffwechselstörungen

Sie spielen neben der notwendigen Diät nur die zweite Geige. Immerhin hat sich gezeigt, daß Knoblauch und Zwiebel eine echte unterstützende Heilwirkung besitzen. Besonders ihr Stoff Allizin entgiftet das Cholesterin, indem er dessen Abtransport aus dem gefäßwandnahen Bereich erleichtert. Auch die Artischocke besitzt eine blutfettsenkende Wirkung, ebenso wie die Zuckerrübe (nicht der Zucker) und die rote Bete (rote Rübe).

Von den eigentlichen Heilkräutern seien folgende erwähnt:

- Löwenzahn *(Taraxacum officinale),* Wurzeln;
- Hängebirke *(Betula pendula),* Blätter;
- Goldrute *(Solidago virgaurea),* blühende Sproßspitzen

Man kann, zusätzlich zu den diätetischen Maßnahmen, Teekuren (3 Tassen täglich) mit einer dieser Pflanzen oder einem Gemisch zu gleichen Teilen durchführen. Die Dauer der Anwendung ist, zumindest bei Löwenzahn, auf maximal 6 Wochen begrenzt.

Ernährung bei Verdauungskrankheiten

Im allgemeinen kommt man bei Erkrankungen des Verdauungsapparates mit einer nur wenig eingeschränkten Vollkost aus. Die Einschränkungen betreffen bestimmte Zubereitungsformen, von denen man erfahrungsgemäß weiß, daß man sie nicht verträgt, und auch bestimmte natürliche Nahrungsmittel, welche die Verdauung stören, Blähungen verursachen, Durchfälle auslösen oder Verstopfung nach sich ziehen. Meist weiß der Betroffene selbst, was ihm nicht gut tut, aber es kommt auch vor, daß man sich nicht im Klaren ist, ob es etwa der Gurkensalat war oder der bei derselben Mahlzeit getrunkene Weißwein, oder die Kombination von Speise und Getränk.

Eine praktische Hilfe gibt die Statistik. In breit angelegten Untersuchungen wurde festgestellt, welche Zubereitungsformen und welche Nahrungsmittel am häufigsten Beschwerden verursachen. Dabei gab es recht interessante Ergebnisse. So zeigte sich, daß Weißkohl bei der zu einer Mahlzeit üblichen Portionsmenge und in üblicher Zubereitung (gedünstet, gekocht) von über 20% aller Menschen, welche in irgendeiner Hinsicht verdauungsschwach sind, nicht vertragen wird. Sauerkraut dagegen, also der gleiche Weißkohl, nur mittels Milchsäurebakterien vergoren und somit ein fermentiertes Rohgemüse, zeigte bei nur knapp 16% Unverträglichkeitserscheinungen. Und roher Weißkohl, also Kohlsalat, gar nur bei 12%. Der rohe Weißkohlsaft schließlich, welcher in Mengen von 1 Liter (!) täglich an Kliniken zur Behandlung von Magen-Darmerkrankungen verabreicht wurde (s. Seite 80), wurde generell gut vertragen.

Um den Prozentzahlen ein anschaulicheres Bild zu geben: Durchgeführt wurde die Reihenuntersuchung an 2000 Patienten mit Verdauungserkrankungen an deutschen Krankenhäusern und Kliniken von der „Arbeitsgemeinschaft für klinische Diätetik". Es ergibt sich bei Rückrechnung der Prozente folgendes Bild: Von den 2000 Patienten vertragen

— 404 keinen gedünsteten Weißkohl,
— 316 kein Sauerkraut,
— 242 keinen Weißkohlsalat.

Dabei darf man nicht vergessen, daß es sich stets um dieselben 2000 Patienten gehandelt hat. Das heißt, daß ein guter Teil jener, die Weißkohl gedünstet nicht vertragen, ihn sehr wohl als Rohkostsalat ohne Beschwerden essen können. Das ist sicher eine Überraschung, denn wenn man in älteren medizinischen Diätbüchern nachliest, stellt man fest, daß meist das Gegenteil angenommen wurde.

Es ist einer der faszinierenden und schwer begreiflichen Tatsachen bei richtig durchgeführten statistischen Erhebungen, daß ein Ergebnis, gewonnen an 2000 Menschen, für 20 Millionen, die unter denselben Bedingungen leben, repräsentativ ist. Das Ergebnis der Forschungen der „Arbeitsgemeinschaft für klinische Diätetik" kann also jeder verdauungsgeschädigte Mitteleuropäer verwerten. Auch hat eine zweite, analoge Untersuchung, welche von den Wissenschaftlern Koch und Donaldson durchgeführt wurde, dasselbe Ergebnis gebracht. Es sind immer wieder die gleichen Nahrungsmittel und Zubereitungen, oder bestimmte Getränke, welche häufig Beschwerden verursachen, ebenso wie manche andere nur ganz vereinzelt Unverträglichkeiten bereiten.

Insgesamt wurden 52 verschiedene Nahrungsmittel, Zubereitungsformen und Getränkesorten ermittelt, welche relativ häufig oder auch nur selten Unverträglichkeiten hervorrufen. Das beginnt bei den Hülsenfrüchten, welche bei fast einem Drittel aller verdauungsschwachen Patienten Beschwerden verursachen, und geht bis zur Butter, welche nur von 1,2% nicht vertragen wird. Das heißt, fast alle Magen-, Leber-, Galle- und Darmgestörten verarbeiten Butter in vertretbaren Mengen ohne Komplikationen — von den 2000 Untersuchten 1976 —, während 24 von ihnen doch über Beschwerden klagten: Druck in der Gallengegend, Magenübelkeit oder Durchfall.

Nahrungsformen, welche, wie sich im Rahmen der statistischen Erhebung ergab, nur bei einer geringen Anzahl von Verdauungsschwachen Beschwerden verursachen, braucht man fürs erste nicht zu berücksichtigen. Das ist die allgemeine Meinung der Fachleute. Es genügt, wenn man vorsorglich alle jene Positionen in der Liste wegläßt — Nahrungsmittel, Zubereitungsformen und Getränke — welche bei mehr als 10% sich nachteilig auswirkten. Zusätzlich natürlich auch diejenigen, von welchen man aus persönlicher Erfahrung weiß, daß man sie nicht verträgt, auch wenn sie unter 10% allgemeiner Verträglichkeitsrate liegen. So bleiben fürs erste 21 Positionen, die man vom Speiseplan streichen sollte, wenn man es irgendwie mit der Verdauung zu tun hat. Auf diese einfache Weise betreibt man bereits Ernährungstherapie. Dazu H. Anemueller: „Mit einer Kost oder Diät, die diese Lebensmittel-Intoleranzen berücksichtigt und dabei nur relativ wenig Lebensmittel ausschalten muß, läßt sich beim Gros gastroenterologischer Erkrankungen Langzeit-Ernährungstherapie betreiben. Nur bei wenigen und relativ selten vorkommenden gastroenterologischen Erkrankungen ist demgegenüber der Einsatz spezieller Schondiäten erforderlich."
Solche selten vorkommenden Erkrankungen gibt es natürlich. Etwa die *Zöliakie* der Kinder bzw. die *Sprue* des Erwachsenen. Das sind Krankheiten, bei denen bestimmtes Getreide-Eiweiß nicht vertragen wird. Und zwar das Kleberprotein von Weizen und Roggen (Gliadine), von Gerste (Hordein), und (seltener) auch von Hafer (Avenin). Der Sammelbegriff dieser Eiweißkörper heißt Glutene. Deshalb spricht man bei diesen Krankheiten auch von glutеninduzierten Enteropathien.
Reis, Mais, Hirse und Buchweizen dagegen enthalten keine Glutene und verursachen bei diesen Erkrankungen keine Beschwerden. Bei diesen Störungen, ebenso wie bei anderen eher seltenen Erkrankungen, muß man natürlich eine spezielle Diät einhalten. Unverträglichkeiten wie bei der Zöliakie und der Sprue gibt es bei weniger als 1% aller Darmerkrankungen. Sie sind in der Tabelle der „Arbeitsgemeinschaft für klinische Diätetik" nicht mehr berücksichtigt. **)

Die 21 wichtigen Positionen sind in folgenden Tabellen festgehalten. Es sind 4 natürliche Lebensmittel: Hülsenfrüchte, Kohlsorten, Paprikagemüse und Zwiebeln. An sich wertvolle Lebensmittel, deren (vorübergehender) Verzicht jedoch vor keine Probleme stellt.
Neben diesen eigentlichen Nahrungsmitteln gibt es einige spezielle Zubereitungen, welche häufig Schwierigkeiten im Verdauungsgeschehen hervorrufen. Es gibt Menschen, welche jedesmal, wenn sie davon essen, Beschwerden bekommen, von denen sie sich oft erst Tage und Wochen später erholen. Vor allem langwierige Durchfälle, aber auch Verstopfungsphasen können so ausgelöst werden. Man ist sich dessen oft gar nicht bewußt und gibt irgend etwas anderem die Schuld.

Nahrungsmittel, welche Unverträglichkeit bei über 10 % aller Menschen mit Verdauungsschwäche hervorrufen	%	Anzahl bei 2000 Untersuchten
Hülsenfrüchte	30,1	602
Weißkohl (Kraut) *)	20,2	404
Grünkohl	18,1	362
Paprikagemüse	16,8	336
Rotkraut	15,8	316
Zwiebeln	15,8	316
Wirsingkohl	15,6	312

An der Spitze der Unverträglichkeit bei Verdauungserkrankungen stehen einige pflanzliche Nahrungsmittel. Es hat keinen Sinn, sie aus falsch verstandenem Bewußtsein für natürliche Lebensweise trotzdem essen zu wollen. Oft genügt vorübergehende völlige Enthaltsamkeit an diesen Produkten bei sonst gesunder Lebensweise, um den Magen-Darmtrakt zu schonen und dadurch zur Ausheilung zu bringen. Solcherart wurde schon manche chronische Verstopfung unerwartet beseitigt.

*) Wichtiger Hinweis: Es darf nicht verwirren, daß der Weißkohl*saft* bei Verdauungserkrankungen als Therapeutikum empfohlen wird (Seite 80). Der Saft in richtiger therapeutischer Dosis ist sehr gut verträglich.

**) Die Zöliakie hat nach jüngsten Berichten zugenommen. Zur Zeit soll jedes fünfhundertste Kind davon befallen sein. Dabei ist wichtig zu wissen, daß, wenn man eine exakte glutenfreie Kost lange genug durchführt, es zur völligen Ausheilung kommen kann. Mit zunehmendem Alter vertragen die Kinder dann auch die glutenhältigen Körner. Diese Beobachtung gilt allgemein: Eine sinnvolle Schonkost, Verzicht auf bestimmte Nahrungsmittel über längere Sicht gibt den Verdauungsorganen Zeit, sich zu regenerieren, bis man schließlich wieder „alles" verträgt. Schonkost muß also durchaus nicht lebenslang durchgeführt werden.

Zubereitungsformen, welche Unverträglichkeit bei über 10% aller Menschen mit Verdauungsschwäche hervorrufen	%	Anzahl bei 2000 Untersuchten
Gurken in Salatform	28,6	572
Frittierte Speisen allgem.	22,4	448
Fette Speisen	17,2	344
Sauerkraut	15,8	316
Süße und fette Backwaren	15,8	316
Pommes frites speziell	15,3	306
Hartgekochte Eier	14,7	294
Zu frisches Brot	13,6	272
Kohl in Salatform	12,1	242
Mayonnaisen	11,8	236
Kartoffeln in Salatform	11,4	228
Geräuchertes	10,7	114

Frittierte Speisen, fette Speisen, sowie süße und fette Backwaren sind auch für den Gesunden als ernährungsphysiologisch unvorteilhaft nicht zu empfehlen. Der Verdauungsgeschädigte tut gut daran, auch von den anderen Positionen sicherheitshalber, und wenn es nur vorübergehend ist, Abstand zu nehmen.

Getränke, welche Unverträglichkeit bei über 10% aller Menschen mit Verdauungsschwäche hervorrufen	%	Anzahl bei 2000 Untersuchten
CO_2 hältige Getränke	20,1	402
Bohnenkaffee	12,5	250

Schließlich gibt es noch zwei Getränke, welche nach der Statistik bei über 10% aller Verdauungsgeschädigten direkte Schwierigkeiten auslösen. Es fällt auf, daß Alkoholika noch nicht dabei sind.
Nun sind auch jene Nahrungsmittel, Zubereitungsformen und Getränke von Interesse, welche weniger als 10% der Verdauungsgeschädigten Probleme bereiten. Doch wird allgemein betont, daß man sich damit erst in zweiter Linie beschäftigen sollte. Erst wenn das Weglassen der hauptsächlichen Verursacher allein nicht zum Ziel führt, oder natürlich auch, wenn die Unverträglichkeit der einen oder anderen Speise im persönlichen Fall bekannt ist. Auch hier ist einiges dabei, was generell nicht zu empfehlen ist, wie Süßigkeiten, obwohl sie — bis auf 7,6% — alle Verdauungsschwachen „vertragen", d.h. es treten zumindest keine schlagartigen Beschwerden auf. Doch soll in diesem Zusammenhang erwähnt werden, daß zumindest M. O. Bruker der Meinung ist,

jedermann vertrage an sich Hülsenfrüchte und Kohlsorten. Nur wenn man am selben Tage Zucker oder Weißmehl genieße (oder die Hülsenfrüchte mit Fett bzw. mit fettdurchsetztem Fleisch kocht), treten Unverträglichkeiten auf. Bruker meint, „daß bei allen Krankheiten der Verdauungsorgane, also nicht nur bei Krankheiten der Leber und des Gallensystems, die sonst immer verbotenen Kohlarten und Hülsenfrüchte wieder genossen werden müssen. Sie sind eine notwendige Ergänzung zu den anderen Gemüsen." Generell teilt der Verfasser diese Meinung zwar nicht, doch hebt das Weglassen von Süßigkeiten auch nach seinen Beobachtungen die allgemeine Verträglichkeitsschwelle. Süßigkeiten sind also mehr zu meiden, als mit ihren 7,6% Unverträglichkeitsrate zum Ausdruck kommt.

Dasselbe gilt wohl für paniert Gebratenes. Meist minderwertiges Fett ist zu sehr in Kohlenhydraten angesaugt: eine sinnlose Überbelastung der aufschließenden Fermente. Auch bei Alkoholika ist stets Zurückhaltung am Platze, selbst wenn man sie momentan von der Verdauung her verträgt.

Umgekehrt ist es bei rohem Stein- und Kernobst. Selbst wenn man zu jenen 7,3% gehört, die damit Schwierigkeiten haben, sollte man nach Möglichkeit nicht ganz darauf verzichten. Dieser Meinung sind die meisten Ernährungsforscher. Es gibt hier einige besonders verträgliche Zubereitungsformen:

Frisch gepreßte Fruchtsäfte, vermischt mit Hafer- oder Leinsamenschleim, oder eingerührt in Quarkspeisen (Topfen). Auch gut zerkleinertes, vollreifes Obst mit Vollkornflocken in Müsliform, mit oder ohne Milch, macht oft auch dann keine Schwierigkeiten, wenn man rohes Obst als solches nicht verträgt. Hier wird man also erfinderisch sein und ein wenig herumprobieren.

Folgende, das Kapitel abschließende Tabelle gibt die unter 10% Unverträglichkeitsrate von Produkten an, in der Reihenfolge der Häufigkeit.

Produkte, welche Unverträglichkeit bei unter 10 % aller Menschen mit Verdauungsschwäche hervorrufen	%	Anzahl bei 2000 Untersuchten
Eisbein (Stelze)	9,0	180
Zu stark gewürzte Speisen	7,7	154
Zu heiße und zu kalte Speisen	7,6	152
Süßigkeiten	7,6	152
Weißwein	7,6	152
Rohes Stein- und Kernobst	7,3	146
Nüsse	7,1	142
Sahne	6,8	136
Paniert Gebratenes	6,8	136
Pilze	6,1	122
Rotwein	6,1	122
Lauch	5,9	118
Spirituosen	5,8	116
Birnen	5,6	112
Vollkornbrot	4,8	96
Buttermilch	4,5	90
Orangensaft	4,5	90
Vollmilch	4,4	88
Kartoffelklöße	4,4	88
Bier	4,4	88
Schwarzer Tee	3,5	70
Apfelsinen	3,4	68
Honig	3,1	62
Speiseeis	2,4	48
Schimmelkäse	2,2	44
Trockenfrüchte	2,2	44
Marmelade	2,2	44
Tomaten	1,9	38
Schnittkäse	1,6	32
Camembert	1,3	26
Butter	1,2	24

Aus der Tabelle sind 31 weitere Positionen von Nahrungsmitteln, Zubereitungsformen und Getränken ersichtlich, welche, allerdings mit geringerer Häufigkeit, Unverträglichkeitserscheinungen bei verdauungsschwachen Menschen erzeugen können. Nach den Erhebungen sind es zum Beispiel weniger als 5 % aller Kranken, die kein Vollkornbrot vertragen. Das Brot darf allerdings nicht zu frisch sein. In diesem Fall wären es 13,6 %, welche davon Beschwerden bekommen (s. Tabelle Seite 72). Dem Magen-Leber-Galle-Darmkranken wird empfohlen, sich diese Tabelle aufmerksam durchzulesen. Nach den Gesetzen der Statistik, und diese sind verblüffend treffsicher, ist es genauso wahrscheinlich, daß er zur Zahl jener zählt, welche etwa Butter nicht vertragen, nämlich 1,2 %. Wenn er aber dabei ist, dann zählt er zu denen, welche Butter hundertprozentig meiden sollten.

Ernährung bei chronischer Verstopfung

Auch die chronische Verstopfung ist zum großen Teil ernährungsbedingt, wobei dem Mangel an Faserstoffen eine bedeutsame Rolle zukommt. Faserstoffe (oder Ballaststoffe, wie man sie meist nennt) sind die unverdaulichen Bestandteile unserer Nahrungsmittel. Sie enthalten zwar alle Energie, aber unsere Darmfermente können sie nicht soweit aufschließen, daß diese Energie für den Körper auch genutzt wird. Sie werden also nicht im Blut aufgenommen, sondern verbleiben im Darm, wo sie die allerdings sehr wichtige Funktion haben, die Stuhlmenge zu vermehren. Der für den Menschen wichtigste Faserstoff ist die Zellulose. Daneben spielen Pentosane, Pektine und Lignin, ihrer Struktur nach alle schwer verdauliche Kohlenhydrate, eine Rolle.

Man hat die chronische ernährungsabhängige Verstopfung früher im Volksmund die Erkrankung der Stadt-Menschen genannt. Tatsächlich wurden in den großen Städten auch vor hundert Jahren bedeutend geringere Mengen an Faserstoffen mit der Nahrung mitgegessen als am Land. Das lag zum Teil an der Nahrungszusammensetzung. In den Städten wurde mehr an tierischen, faserstoffarmen Produkten verwendet und weniger an den besonders faserstoffreichen pflanzlichen Nahrungsmitteln, wie Rüben, Kohlsorten und Kartoffeln. Zum anderen Teil aber auch daran, daß man aus Gründen der Haltbarkeitsmachung das Korn, aus dem das „Stadtbrot" hergestellt wurde, verfeinerte, und die schneller verderblichen Randschichten und damit auch die Faserstoffe beseitigte.

Der Unterschied im Faserstoffgehalt zwischen Weißbrot und Vollkornbrot („Bauern"-brot, „Land"-brot) ist beachtlich, dementsprechend auch die durch beide erzeugte Stuhlmenge. Das hat der deutsche Wissenschafter H. Eppinger im Jahre 1943 exakt untersucht. Um einwandfreie Ergebnisse zu erhalten, ließ er seine Studenten einige Tag lang sich ausschließlich mit „Brot und Wasser" ernähren. Die Brotmengen waren so bemessen, daß sie den täglich notwendigen Energiebedarf deckten. Die Mengen dazu sind bei Weiß- und Vollkornbrot in etwa gleich, jetzt rein vom Kalorienwert aus gesehen, nämlich 1 Kilogramm, was 2400 Kalorien im Durchschnitt bringt. Sehr unterschiedlich aber die reine Stuhlmenge, von Eppinger als „Trockenkotmenge" bestimmt. 1000 g Weißbrot ergab 36 Gramm Trockenkot, 1000 g Vollkornbrot dagegen 146 Gramm! Umgerechnet auf einen normal geformten Stuhl (25%

Trockensubstanz, 75% Wasser) bedeutete das, daß man zwar von Weißbrot allein einen Tag lang satt werden kann, aber damit nur insgesamt knapp 150 Gramm Stuhl erreicht. Mehr nicht. Und solche Mengen sind zu gering, um als Auslöser für einen täglichen Stuhlgang zu genügen. Man kann es ruhig so ausdrücken: Wegen 150 g zieht es den Körper nicht regelmäßig, Tag für Tag, aufs Örtchen. Er beginnt zusammenzusparen, bis es sich lohnt, verrichtet diese Aufgabe anfangs nur jeden zweiten Tag, dann jeden dritten Tag, bis schließlich das bekannte Bild der chronischen Verstopfung perfekt ist.

Bei Vollkornbrot in entsprechend sättigender Tagesmenge gibt es dagegen nicht weniger als 580 g Stuhl. Das genügt natürlich, um den täglich notwendigen Dehnungsreiz in Dick- und Mastdarm zu erzeugen, damit ein regelmäßiger Stuhlgang erzielt werden kann. Die Stuhlmengen, die *automatisch,* auf Grund des verschiedenen natürlichen Faserstoffgehaltes, erzeugt werden, sind bei den einzelnen Nahrungsmitteln sehr unterschiedlich. Wenn man sie insofern relativiert, daß man sie in tagessättigender Menge essen läßt, ergibt sich folgendes Bild:

Nahrungsmittel in der Menge, daß der tägliche Energiebedarf des erwachsenen Menschen gedeckt wird	bewirkte tatsächliche Stuhlmenge
Fleisch, Fisch, Eier	100 g
Weißbrot, Eierteigwaren	150 g
Kuhmilch, Käse	170 g
Rüben, Wurzeln	400 g
Kohl, Blattgemüse	450 g
Kartoffel	530 g
Vollkornbrot	580 g

Man sieht also, daß man von den tierischen Produkten nicht viel Hilfe für die tägliche Verdauung erwarten kann. Ihr Wert liegt ja gerade im konzentrierten Nährstoffgehalt, den man mit Maß und Ziel nutzen kann. „Ballast"-stoffe führen sie wenige mit. Aber auch solche braucht der Körper.

Daß die Faserstoffe tatsächlich eine wesentliche Rolle bei der Erzeugung des täglichen Stuhles spielen und daß ihr Fehlen auch beim sonst Gesunden zu chronischer Verstopfung führt, zeigen gut untersuchte Beispiele wie das der Bantuneger, welche in Südafrika am Rand der großen Städte leben. Am Land lebende Bantuneger ernähren sich nach ihrer angestammten Art: wenige tierische Produkte, viele Pflanzen mit hohem Rohkostanteil, naturbelassenes Korn. Der tägliche Faserstoffgehalt ihrer Ernährung ist mit 24,8 g einer der höchsten der Welt.*) Verstopfung, aber auch andere Darmerkrankungen, sind ihnen praktisch unbekannt. Viele der kerngesunden jungen Männer ziehen in die Stadt, um als Industriearbeiter zu verdienen. Nun passen sie sich den städtischen Ernährungsgewohnheiten an und nehmen nur mehr 5,7 g Faserstoffe im Durchschnitt auf. Binnen kurzem ist der Prozentsatz der chronisch Verstopften unter ihnen genauso hoch wie bei der weißen Bevölkerung. Manche ziehen später wieder zurück aufs Land und ernähren sich wie zuvor: Über kurz oder lang hat sich ihre Verdauung wieder normalisiert.

In Mitteleuropa haben sich die durchschnittlichen Ernährungsgewohnheiten, was den Faserstoffgehalt anbetrifft, in den letzten 100 Jahren beachtlich verändert. Während es 1881 noch 12,56 g waren, sind es heute nur mehr knapp über 5 g Faserstoffe, die der Bewohner unserer Lande im Durchschnitt täglich aufnimmt. Völlig proportional dazu das vermehrte Auftreten der chronischen Verstopfung.

Das Schlagwort von M. O. Bruker: „Ernähren Sie sich wie ein Bauer vor 100 Jahren" hat also sehr wohl seine Berechtigung. Die Konsequenzen sind auch wirklich einfach. Man stellt seine Ernährung bewußt auf faserstoffreich um. Getreideschrot, Getreideflocken, Vollkornbrot, Gemüsesorten, besonders solche, welche auch als Rohkost genießbar sind, sowie Obst sollten bevorzugt werden.

Von Faserstoffen künstlich befreite Nahrungsmittel wie Zucker und Weißmehlprodukte sollte man tunlichst überhaupt meiden. Solche „ballastfreien" Nahrungsmittel gelangen gar nicht erst in den Dickdarm. Sie werden fast vollständig im Dünndarm resorbiert und bilden daher keinen Stuhl. Die tierischen Produkte schließlich, sämtlich faserstoffarm, sollten nur die Rolle des ausbalanzierenden Nährstoffträgers spielen: sie sind im bescheidenen Genuß sehr wertvoll. Übertriebene Zufuhr aber blockiert die Aufnahmekapazität für faserstoffreiche pflanzliche Nahrungsmittel.

Dem Leser fällt sicher auf: Von welchem Blickwinkel man das Thema „gesunde Ernährung" aus auch betrachtet, ob von der

*) In Südafrika wachsen besonders faserreiche Pflanzen.

Notwendigkeit der Faserstoffe her, ob vom erwünschten Basenüberschuß aus gesehen, der der Vermeidung nachteiliger Stoffwechselendprodukte, es kommt immer dasselbe heraus:

Möglichst naturbelassene, vorwiegend pflanzliche Kost mit Einschluß haushälterischer Mengen tierischer Produkte ist stets das Richtige.

Viele chronisch Verstopfte werden sich zweckmäßig, bevor sie ihre Ernährung umstellen, einer Kur unterziehen. Vor allem, wenn durch langdauernden Abführmittelmißbrauch die Dickdarmschleimhaut geschädigt ist und eines schonungsvollen Wiederaufbaues bedarf. Hier ist an erster Stelle die Milch-Semmel-Kur nach F. X. Mayr zu erwähnen, auch Molkenkuren, Kuren mit milchsäurehaltigem Gärgemüse (Frischsauerkraut, Rote Bete, Gurken u. a.) sind brauchbar. Solche Kuren, richtig durchgeführt, sind hochwirksam, lösen aber oft tiefgreifende Stoffwechselumstellungen aus, sogenannte Krisen, welche den Heilverlauf charakterisieren. Man sucht am besten ein diesbezüglich eingerichtetes Kurhaus auf, oder aber man läßt sich von seinem Arzt anleiten und beraten und bei einer allfälligen ambulanten Kur laufend kontrollieren. Dem wird mancher entgegenhalten, daß er es auf eigene Faust versucht habe, mit Erfolg und ohne Komplikationen. Dem Verfasser sind jedoch zu viele Pannen bekannt, als daß er eine andere Empfehlung abgeben könnte.

Vielfach versucht man, Faserstoffe künstlich zuzuführen — meist in Form von *Weizenkleie*. Das ist nun tatsächlich wirksam, wobei sich gezeigt hat, daß die richtige Größe der Kleieteilchen mit einem Durchmesser von über einem Millimeter am besten wirken. Die Tagesdosis liegt bei etwa 5 g. Allerdings sollte der therapeutische Einsatz von Weizenkleie eine Ausnahme sein. Besser ist es, von vornherein kleiehältiges Vollkornbrot zu verwenden. Anemueller weist auch darauf hin, daß Weizenkleie häufig schadstoffreich ist. Man sollte sich also versichern, daß auf der Packung „praktische Schadstofffreiheit" deklariert ist. Ein sehr brauchbarer Faserstoffträger ist der *Leinsamen*. Man kann ihn als das natürlichste Quell- und Gleitmittel mit stuhlfördernder Wirkung bei der chronischen Verstopfung bezeichnen. Auch handelt es sich beim Leinsamen — ein Unterschied zur Weizenkleie — um ein unzerteiltes Vollwertprodukt. Über Wirkmechanismus und Anwendbarkeit von Leinsamen wird auf Seite 94 ausführlich berichtet.

Nahrungsmittel mit heilsamem Charakter

Neue Forschungen haben ergeben, daß in Nahrungsmitteln Stoffe mit therapeutischem (= heilsamem) Charakter enthalten sind. Das berechtigt uns, diese Nahrungsmittel bei bestimmten Krankheiten besonders zu empfehlen.

Nachdem die chemische Struktur der Stoffe aufgeklärt war, sind diese Nahrungsmittel in großen Kliniken experimentell erprobt worden, so daß wir heute über ihre Wirkungsweise und ihren therapeutischen Wert eine recht genaue Vorstellung besitzen. Sie bilden gleichsam einen Übergang zu den Heilkräutern; man macht von ihnen, wie bei diesen, in einer erprobten Darreichungsform meist kurmäßig Gebrauch.

Es ist ein unbestreitbarer Vorteil eines nicht nur sättigenden, sondern auch heilsamen Nahrungsmittels, daß man bei der Dosierung keine so großen Vorsichtsmaßnahmen walten lassen muß wie bei den „eigentlichen" Heilmitteln, ob pflanzlicher oder chemischer Natur. Doch gibt es, wie wir etwa beim Kartoffelfrischpreßsaft sehen werden, auch hier Ausnahmen. Im gekochten Zustand ist die Kartoffel ein unbedenkliches Nahrungsmittel, im rohen eher bedenklich. Darüber, und über die Wirksamkeit anderer Nahrungsmittel auf dem therapeutischen Sektor, informiert dieses Kapitel.

Die folgende Tabelle bietet eine Übersicht der im Rahmen dieses Buches beschriebenen Nahrungsmittel mit heilsamem Charakter, über ihre Wirkstoffe und ihr Hauptanwendungsgebiet.

Nahrungsmittel	Wirksame Substanzen	Hauptanwendungsbereich
Weißkohl und andere Kohlsorten	Methyl-Methionin-Sulfonium-Bromid	Magen- und Zwölffingerdarmgeschwüre
Kartoffel	Solanin, Schleimstoffe	Gastritis, Magen- und Darmkoliken
Artischocke	Cynaropikrin, Cynarin	Leberschutz, chronische Gallenerkrankungen
Rettich	Sulforaphen	Chronische Gallenerkrankung Störungen der Darmflora
Rote Bete	Betain	Fettleber, Neigung zu Durchfällen
Gelbe Rübe	Ätherisches Öl	Madenwürmer
Leinsamen	Linimarin, Schleimstoffe, fettes Öl	Chronische Verstopfung

DER WEISSKOHL (BRASSICA OLERACEA VARIETAS CAPITATA FORMA ALBA)

Vorsichtsmaßnahmen:
An sich keine. Extreme Überfütterung führt bei Kaninchen zur Schilddrüsenvergrößerung.

Inhaltsstoffe:
Menthyl-Methioninsulfoniumbromid (Anti-Ulkusfaktor, Vitamin U).

Vorkommen:
Weltweit.

Verwendeter Pflanzenteil:
Der Preßsaft, der Brei, die Blätter.

Als Nahrungsmittel war der Weißkohl nie ganz außer Kurs, als Heilmittel aber hat er eine der wechselvollsten Geschichten aller Pflanzen überhaupt. Hochgeschätzt, in Vergessenheit geraten, wiederentdeckt, neuerlich vergessen, war er zeitweise sogar angefeindet, bis er im Jahre 1950 eine sensationelle Auferstehung erlebte. Damals entdeckte der amerikanische Forscher G. Cheney einen in größeren Mengen nur in Kohlsorten — und insbesondere im Weißkohl — vorkommenden Stoff, den er, wegen seiner heilsamen Wirkung auf Magen- und Zwölffingerdarmgeschwüre, Anti-Ulkus-Faktor nannte. Da manches darauf hindeutete, daß es sich dabei um ein neuentdecktes Vitamin handeln könnte, hat man auch die Bezeichnung „Vitamin U“ geprägt, wobei U den Anfangsbuchstaben des Wortes Ulkus (= Geschwür) bedeutet.
Bei diesem Stoff handelt es sich um einen speziellen Eiweißkörper mit der chemischen Bezeichnung Methyl-Methioninsulfoniumbromid. Er zeichnet sich dadurch aus, daß er mit Leichtigkeit zwei der von unseren Zellen so begehrten Methylgruppen spenden kann. Mit Leichtigkeit deshalb, weil diese Gruppen sehr locker am Molekül hängen. Es genügt der bloße Kontakt mit freiliegenden Zellen, wie sie bei einem Geschwür immer vorkommen, um die Abgabe zu erreichen.
Für unsere Zellen bedeuten solche Methylgruppen eine wertvolle, sogar unerläßliche Hilfe für alle möglichen Arbeiten, insbesondere bei der Entgiftung von anfallenden Schlacken*).

*) Man kann Giftstoffe mit offenen Flaschen schädlichen Inhalts vergleichen. Mit Methylgruppen werden sie „verkorkt“ und so unschädlich gemacht.

In diese Richtung geht die Wirkung von „Vitamin U“ und damit der Kohlsorten, die es *als einzige* konzentriert enthalten.
Dr. Cheney hat 1950 jenen wirksamen Stoff entdeckt, der nur im Kohl vorkommt, und damit alle möglichen Zweifel beseitigt.
Spricht man aber von Kohl, darf man in diesem Zusammenhang den Namen Dr. Blanc nicht vergessen: Dieser Arzt des Hospice des Romans am südfranzösischen Fluß Drôme, unweit von Lyon, hat fast genau hundert Jahre zuvor und völlig treffsicher die Wirksamkeit des Kohlblattes entdeckt — genau genommen wiederentdeckt — und sich dann ein Leben lang um die Anerkennung des Kohlblattes in der Medizin bemüht. Von Blanc stammt der Ausspruch: „Der Kohl könnte in der Heilkunde das sein, was das Brot in der Nahrung ist; der Kohl ist der Arzt der Armen.“
1851 entdeckte er zufällig die Heilkraft des Kohls, als er ein schlimmes Unterschenkelgeschwür behandelte, das er zunächst mit den Blättern des Wiesensalbei kurieren wollte. „Weshalb gerade Wiesensalbei, weiß ich selbst nicht.“ Der Wiesensalbei brachte keinen Erfolg. „Als zweites Mittel versuchte ich nun das Kohlblatt, wiederum rein willkürlich, ohne Grund zur Bevorzugung. Schon nach halbtägiger Behandlung beobachtete ich ein Phänomen, das mich erschreckte und wunderte. Haut und Geschwür, die bis dahin ein ausgesprochen ausgetrocknetes Aussehen gehabt hatten, begannen nun plötzlich, offenbar unter dem Einfluß der Kohlblätter, eine reichlich fließende, jauchige Flüssigkeit abzusondern, die schon in den ersten Stunden eine Menge Unreinigkeiten herausschwemmte. Die Ränder des Geschwürs senkten sich und wurden schön rosafarben, das Bein, vorher gerötet und geschwollen, nahm wieder normale Form und Farbe an.“ Und: „In erstaunlich kurzer Zeit“ war das Geschwür verheilt, und die Narbe war „außerordentlich sauber und schön“. So wie es Dr. Blanc hier am Beispiel eines Unterschenkelgeschwüres, an dem man den Heilverlauf gut von außen beobachten kann, beschrieben hat, vollzieht sich in ähnlicher Weise der günstige Prozeß mit Hilfe von Kohl an Magen- und Zwölffingerdarmgeschwüren. Solche kann man immerhin an Hand von Röntgenkontrollen (heute auch direkt, mittels Gastroskopie) beobachten.
1954 haben die Schweizer E. Strehler und K. Hinziker, veranlaßt durch die Entdeckung des Anti-Ulkusfaktors durch G. Cheney, an der Medizinischen Universitätsklinik in Bern einen Reihenversuch mit Kohlsaft an Patienten mit Zwölffingerdarmgeschwüren durch-

geführt: In durchschnittlich drei Wochen, manchmal schon früher, waren die Geschwüre röntgenologisch nicht mehr sichtbar. Die durch das Geschwürleiden verursachten Schmerzen und das saure Aufstoßen verschwanden, wie berichtet wird, bereits nach wenigen Tagen.

1956 fanden G. Cheney, S. H. Wasler und I. J. Miller bedeutend schnellere Verkleinerung und Ausheilung von Magen- und Zwölffingerdarmgeschwüren durch die Gabe von einem Liter Kohlsaft täglich als „bei der gewöhnlichen Behandlung ohne Kohlsaft". Das heißt, daß sich Kohlsaft zumindest den damals üblichen Medikamenten gegenüber als überlegen erwiesen hat. Dieser Reihenversuch wurde in Kalifornien durchgeführt, und zwar, wie R. F. Weiss beurteilt, „mit allen Kontrollen, wie sie heute gefordert werden, ... vor allem mit dem sogenannten doppelten Blindversuch".

Die Schweizer und die amerikanischen Forscher wußten bereits, daß es im Kohl einen entsprechenden Stoff gibt, eben das „Vitamin U", von dem man solche Wirkungen erwarten kann. Die Ergebnisse waren somit logisch.

Dr. Blanc wußte es im vorigen Jahrhundert noch nicht. Er machte sich darüber wohl Gedanken, kam jedoch nicht auf den richtigen, stellte aber fest, daß sämtliche bekannten Kohlsorten geeignet sind, am besten „Mailänder Kohl". Heute wissen wir, daß „Vitamin U" von der Stammutter aller Kohlsorten, der *Brassica sativa,* vererbt wurde. Deshalb ist es nur in den Brassica-Sorten enthalten. Andere Pflanzen besitzen es in nicht nennenswerten Mengen. Der Weißkohl mit dem unverwechselbaren lateinischen Namen ist medizinisch weitaus am gebräuchlichsten.

Blanc unterbreitete seinerzeit diese Entdeckung der Academie de Medicine, hatte aber keinen Erfolg. „Meine Bemühungen waren leider vergeblich; so ging ich den bescheideneren Weg." 1881 faßte er seine nun dreißigjährigen Erfahrungen in dem Buch „Die medizinischen Eigenschaften des Kohlblattes" zusammen*): Kein großer Widerhall in der Welt der damaligen Therapie. Die Glanzlichter seiner Bestätigung als Forscher waren ein gelegentlicher Brief eines Kollegen, etwa der von Dr. Thiebaud aus Nantes, welcher die Methode nachprobiert hatte und zu denselben Ergebnissen gelangt war, und, daß er als älterer Herr zu seiner Freude beobachten

*) Les Propriétés Médicales de la Feuille de Chou. Hier wird auch die Wirkung auf Magenleiden beschrieben.

konnte, „daß im Spitalgarten zu Romans (seiner Heimatstadt an der Drôme) alle möglichen Sorten von Kohl gepflanzt werden". Woraus er befriedigt schloß, daß „die Meinungen sich geändert haben".

Die Anwendungen des Kohls

Bei Magen- und Zwölffingerdarmgeschwüren empfiehlt sich die kurmäßige Anwendung von Kohlsaft. Dieser muß roh gewonnen werden, da beim Kochen die wirksame Substanz verloren geht.

> Der Kohlsaft wird mit entsprechendem Gerät (Mixer, Entsafter) kalt gewonnen und eventuell mit Wasser 1:1 verdünnt. 1/2 — 1 Glas nach den Mahlzeiten, gegebenenfalls ein zweites zwischen den Mahlzeiten. Zu Beginn der 3—6wöchigen Kur können Blähungen auftreten, welche man mit Kümmel-Fenchel-Anistee mildert. Gewöhnlich verschwinden die Blähungen auch von selbst.

Durch Kälte wird der „Vitamin U"-Gehalt nicht beeinträchtigt. Man kann also auch größere Mengen vorbereiten und im Kühlschrank aufbewahren.

Sehr verbreitet ist die äußere Anwendung von Kohlblättern bei schlecht heilenden Wunden und Geschwüren, bei verschiedenen Hautleiden und sogar bei tieferliegenden Geschehen wie „Tennisarm". Man verwendet die inneren Blätter von Weißkohl, reinigt sie in lauwarmem Wasser, schneidet vorstehende Rippen aus. Das Blatt wird mit einem Rollholz unter leichtem Druck geglättet und (über Nacht) aufgelegt. Bei offenen Wunden oder Geschwüren sollte man jedenfalls vorher den Arzt fragen. Dieselbe Behandlungstechnik — Auflegen von entsprechend präparierten Blättern — hat so manchem auch bei neuralgischen Schmerzen Erleichterung gebracht.

Will man die Heilkraft des Kohls im Rahmen der Ernährung nutzen, muß man ihn roh genießen: als Salat oder als Sauerkraut. Kneipp empfiehlt eine kleine, aber regelmäßig genommene Menge von Sauerkraut oder Sauerkrautsaft täglich als „gutes Mittel gegen Magenverdauung, Gasbildung, Aufstoßen, Völlegefühl, schlechte Darmverdauung und „Fäulnisdyspesie" . . . sowie gegen „hartnäckige Verstopfung".

Nach Cato, zitiert bei Plinius, waren die Römer sechs Jahrhunderte lang mit Hilfe von Kohl, dem „Hüter der Gesundheit", kerngesund.

Dann kamen „bessere" Speisen und zugleich schlechtere Sitten, und der Verfall begann.

DIE KARTOFFEL (SOLANUM TUBEROSUM L.)

Vorsichtsmaßnahmen:

Die unkontrollierte Einnahme von rohem Kartoffelsaft ist bedenklich. Überdosen führen — durch den Solanin-Gehalt — zu Vergiftungserscheinungen: zu Pupillenerweiterung, dadurch zu Lesebeschwerden; zu geröteter, „blühender" Gesichtsfarbe, Trockenheit im Mund und Hals, Heiserkeit.

Das schwächer wirksame Kartoffelkochwasser dagegen ist unbedenklicher. Alle grünen, oberirdischen Teile der Kartoffel, insbesondere die kleinen grünen Früchte (Beeren), sind sehr giftig. Ebenso die auskeimenden Triebe.

Inhaltsstoffe:

Schleimstoffe, Solanin; ferner Stärke, Vitamin C.

Verwendete Pflanzenteile:

Der Frischpreßsaft von der Knolle; das Kochwasser.

Das Solanin, der in erster Linie wirksame Stoff des Kartoffel-Frischpreßsaftes, gehört zu den Forte-Phytotherapeutica. Mit Forte bezeichnet man jene pflanzlichen Heilmittel, welche „stark" wirken, meist prompt nach einmaliger Gabe, mit denen aber zugleich eine nur geringe therapeutische Breite verbunden ist. Darunter versteht man den Abstand von der eben wirksamen bis zur giftigen Dosis. Nimmt man vom rohen Kartoffelsaft zuviel, treten die eingangs erwähnten Vergiftungssymptome rasch auf.

Beim Erhitzen der Kartoffel durch Kochen oder Braten wird sie entgiftet, und man kann, ohne Schaden zu nehmen, auch große Mengen verzehren.

Der rohe Kartoffelsaft dagegen gehört, beachtet man die dafür gültigen Normen konsequent, genaugenommen unter Rezeptpflicht, wie jede Substanz, die echte Forte-Mittel enthält.

Im Unterschied zu den anderen hier beschriebenen Nahrungsmitteln, die auf Grund ihrer Inhaltsstoffe echte therapeutische Wirkung entfalten, wirkt der rohe Kartoffelsaft *symptomatisch:* Er beseitigt also Begleiterscheinungen einer Erkrankung, ohne einen Heilverlauf direkt zu fördern. Und zwar werden Krampfzustände im Magen-Darmtrakt beseitigt. Das ist die Wirkung des Solanins, die der vom Atropin der Tollkirsche und der vom Papaverin des Schlafmohns ähnlich ist.

Nun zeichnen sich symptomatisch wirksame Mittel zwar meist durch den schnellen Eintritt der Erleichterung aus. Wenn sie nach anfänglicher Besserung ein Krankheitsgeschehen im nachhinein nicht verschlechtern, ist ihr Einsatz auch gerechtfertigt. Aber gerade diese Gefahr tragen sie, und in unserem Fall auch der Kartoffelfrischpreßsaft, der von vielen Menschen als bedenkenlos angesehen wird, deutlich in sich. Nach dem heutigen Wissensstand ist ein echter therapeutischer Effekt nicht vorhanden.
Beim Kartoffelfrischpreßsaft wirken die Schleimstoffe säurebindend, während das Solanin den krampflösenden Effekt bringt. Dadurch kommt es zur subjektiven Erleichterung. Meist aber ist die Wirkung nicht so gut wie die vergleichbarer Medikamente. Dieser Umstand und die Tatsache, daß zugleich eine Vergiftungsmöglichkeit besteht, hat dazu geführt, daß auch eine Reihe von Anhängern rein pflanzlicher Darreichungsformen den Kartoffelsaft als „obsolet" ansehen, als überholt von anderen Mitteln, die auf Grund ihrer exakten Dosierung verläßlicher sind.

Der Kartoffelsaft wird also nur fallweise einsetzbar sein, dann, wenn kein besseres Mittel zur Verfügung steht. Von einem Dauergebrauch ist, solange nicht durch neuere Erkenntnisse eine bisher unbekannte Heilwirkung aufgezeigt wird, die seinen Einsatz zu Kurzwecken rechtfertigt, eher abzuraten.

Einzeldosis bei Magenübersäuerung und Krampfzuständen: der Saft einer halben mittelgroßen Kartoffel.

Gebietsweise sind Kuren mit Kartoffelabsud beliebt. Hier handelt es sich um das Kochwasser der Kartoffel. Dieses ist unbedenklich, aber auch bedeutend geringer krampflindernd.
Anwendung: 3 Glas täglich zwischen den Mahlzeiten, lauwarm getrunken, bewußt in Schlucken.

DIE ARTISCHOCKE (CYNARA SCOLYMUS L.)

Vorsichtsmaßnahmen:

Gekochte Artischocken nicht länger aufbewahren, da sie unverträgliche Stoffe bilden.

Inhaltsstoffe:

Die Bitterstoffe Cynaropikrin und Cynarin. Gerbstoffe. Die Vitamine A und C, Glukokinine.

Vorkommen:

Im Mittelmeergebiet.

Verwendete Pflanzenteile:

Blütenkopfhüllen, die Artischockenblätter, die Artischockenwurzel.

Unsere Gemüseartischocke wurde im 15. Jahrhundert als nicht stachelige Abart von *Cynara Carduncuhus,* der wilden Cardune, herausgezüchtet. Sie war lange Zeit das Gemüse der Reichen: nicht so sehr wegen ihres Geschmackes, sondern weil man ihr die wundersamsten Heilwirkungen zuschrieb. So galt sie als Potenzmittel Nummer eins. Bald erkannte man ihre Stellung als Bittermittel, und im 18. Jahrhundert wurde ihre Heilwirkung auf Leber und Galle erstmals beschrieben.

Vor einigen Jahren wurde in den Artischockenblättern der Stoff Cynarin entdeckt, der nun als Hauptwirkstoff der Artischocke gilt. Er hat eine ausgeprägte Wirkung auf die Gallenneubildung und zugleich — ähnlich wie das Silymarin der Mariendistel — eine leberzellschützende Funktion. Leberzellzerstörende Gifte wie Amanitin und Phalloidin vom grünen Knollenblätterpilz werden durch das gleichzeitige Vorhandensein von Cynarin in ihrer schädlichen Wirkung gedämpft. Man nimmt an, daß es sich weniger um eine Art Gegengiftfunktion handelt, sondern um eine Stimulierung spezifischer körpereigener Abwehrmechanismen.

Die Artischocke hat nun insofern eine Sonderstellung, daß bei ihr diese Leberschutzwirkung mit einer gallenfördernden Wirkung kombiniert ist, wodurch es meist sehr schnell zur Entlastung toxischen Leberzellgeschehens mit gleichzeitiger Gallestauung kommt. Die Wirkung selbst ist verläßlich und zugleich mild. Es kommt nach gezielter Verabreichung von Artischockenpräparaten, aber auch bei regelmäßigem Genuß des Preßsaftes, zu schneller Besserung der Beschwerden: Druckgefühl im rechten Oberbauch,

Blähungen, Übelkeit und Brechreiz, häufige Begleitsymptome von kombinierten Leber-Galle-Erkrankungen.
Auch bei Gallensteinleiden, die man nach konservativer Therapie behandeln will, leistet die Artischocke gute Dienste. Das hängt teilweise mit einer ihrer weiteren günstigen Wirkungen zusammen: Man konnte feststellen, daß sie den erhöhten Cholesterinspiegel senkt. Das ist eine echte Stoffwechselwirkung und bedeutet auch, daß die Artischocke der Arteriosklerose vorbeugen hilft.
Der Hauptwirkstoff der Artischocke, das Cynarin, ist, chemisch gesehen, eine aromatische Carbonsäure; somit eine Substanz, welche erhöhte Blutfette senken kann, ein sogenannter Lipolyse-Hemmstoff. Ähnlich wie die Nikotinsäure-Abkömmlinge, welche auf diesem Gebiet in der Medizin eine große Rolle spielen.
All das — es gibt noch mehrere Aspekte — macht die Artischocke zu einer ganz außergewöhnlichen Gemüsepflanze; zu einer Pflanze mit hervorstechenden therapeutischen Eigenschaften, die man nur zu nutzen braucht; denn bis auf die eingangs erwähnte Einschränkung — gekochte Artischocken nicht aufbewahren! — ist sie weitgehend unbedenklich. Und das Nahrungsmittel allein der Reichen ist sie schon lange nicht mehr.

Die Anwendungen der Artischocke

1. Der *Tee* wird aus den Blättern, aus den Wurzeln oder aus einem Gemisch beider zubereitet.

> 1—2 Teelöffel frischer oder getrockneter Pflanzenteile, gut zerkleinert, mit einem Viertelliter Wasser überbrühen, 10 Minuten ziehen lassen, abseihen, vor den Mahlzeiten in kleinen Schlukken trinken.

Der Tee schmeckt, wie der Absud aller Bitterstoffträger, bitter. Wenn er, wie hier, zur Behandlung von Verdauungsstörungen gedacht ist, sollte man ihn dennoch nicht süßen. Die von der Mundschleimhaut ausgehenden Reflexe kommen so besser zur Geltung.
Anders, wenn man die Artischocke in ihrer Eigenschaft als Vorbeugungsmittel gegen Arterienverkalkung nutzt. In diesem Fall kommt es auf momentan ablaufende Reflexe nicht so sehr an. Man kann dann, wie meist empfohlen, mit Honig süßen, sollte aber

überprüfen, ob es dem Gaumen auch paßt. Die meisten Menschen mögen „bitter *und* süß" ohnedies nicht. Dann nimmt man lieber die „bittere Arzeney", so wie sie ist.

2. Den *Frischpreßsaft* kann man, so man wirklich frisches Material erhält, selbst zubereiten. Benutzt man dazu nur die äußeren Blätter, kann man das Innere als Gemüse zubereiten.

> In Zentraleuropa wird man oft auf einen der im Handel erhältlichen Artischockensäfte zurückgreifen. Diese sind einwandfrei und haben einen konstanten Wirkstoffgehalt.
> Einzeldosis: 1 Eßlöffel vor den Mahlzeiten.

3. Es gibt eine Reihe von *Fertigpräparaten* mit Artischocke, unter anderem mit Medizinalrhabarber im Gemisch, als verdauungsfördernder Saft.
Einzeldosis: 1 Teelöffel zu den Mahlzeiten. Nicht als Daueranwendung gedacht!

DER RETTICH (RAPHANUS SATIVUS L.)

Vorsichtsmaßnahmen:
Magenempfindliche Menschen vertragen Rettich oft nicht gut. Sodbrennen und Aufstoßen sind gelegentliche Folgen.
Inhaltsstoffe:
Schwefelhältiges ätherisches Öl: Sulforaphen. Vitamin C.
Vorkommen:
Die Urheimat ist Asien. Die Abkömmlinge sind in zahlreichen Zuchtformen weltweit kultiviert. Der Meerrettich (Amoracia Rusticana) ist zwar — wie der Rettich — ein Kreuzblütler, aber mit diesem nur entfernt verwandt.
Verwendete Pflanzenteile:
Die Wurzel.

Im Volksmund wird der Rettichsaft seit langem als Mittel bei Gallenerkrankungen empfohlen. Nachprüfungen haben jedoch ergeben, daß es sich dabei um keine direkte Wirkung auf Galle und Leber handelt. Wohl aber wirkt Rettich indirekt: Rettichsaft kräftigt die oberen und mittleren Darmabschnitte, regt die Darmtätigkeit an und erleichtert auf diese Weise den Gallenfluß. Außerdem konnte seine fördernde Wirkung auf die Darmflora nachgewiesen werden. Über das Wie ist man sich in diesem Fall noch nicht einig, denn die Dosen, welche dazu genügen, enthalten viel zu wenig an in Frage kommenden Vitaminen oder sonstigen diesbezüglich als wirksam bekannten Stoffen. Möglicherweise sind es die kleinen Mengen an im ätherischen Öl enthaltenen Allyl- und Butylsenföl, welche hier regulieren.

> Das Hauptanwendungsgebiet für Rettichsaft sind die chronischen Gallenwegsstörungen, besonders wenn zugleich Neigung zu Verstopfung besteht. Vielfach hat Rettich nämlich auch eine stuhlfördernde Wirkung.

Durch die Erleichterung des Gallenflusses können Entzündungen leichter abklingen, wodurch auch der Neubildung von Gallensteinen oder Gallengries entgegengewirkt wird. Bei bestehenden Gallensteinen sollte man sich nicht auf Rettichsaft verlassen, sondern, wenn es notwendig ist, den Chirurgen aufsuchen.

Pahlow schreibt, er habe beobachtet, daß im süddeutschen Raum, „wo sehr viel mehr Rettich gegessen wird als im Norden", bedeutend weniger Gallenentzündungen auftreten. Ähnlich hat man auch festgestellt, daß in Ländern, in denen regelmäßig Sauerkraut genossen wird, weniger Geschwüre auftreten. Man muß mit Schlußfolgerungen dieser Art zwar vorsichtig sein, denn es können auch andere Faktoren mitwirken; doch nach allem, was wir vom Rettich- und vom Weißkohl (s. S. 80—84) wissen, könnte ein gutes Korn Wahrheit daran sein.

Die Anwendungen von Rettich

Es wird *geschälter* Rettich verwendet.

1. Die *Intervallkur* bei empfindlichen Patienten:

> 100 ccm Rettichsaft werden auf 3—5 Einzeldosen zu je 1—2 Eßlöffel verteilt. Nach 5 Tagen wird eine Pause von 2—3 Tagen eingeschoben. In dieser Zeit hält die Sogwirkung auf die Gallengänge an, und die Darmflora bleibt erhalten. Anschließend wieder 5 Tage Kur, wieder 2—3 Tage Pause usw. Gesamtdauer einer Kur: 6—8 Wochen.

2. Die *an- und absteigende Kur* bei weniger empfindlichen Patienten:

> Man beginnt wie oben angegeben mit 100 ccm und steigert im Verlauf von 2 Wochen auf 400 ccm, also auf etwa 4 x täglich ein kleines Glas. Anschließend geht man wieder auf die Ausgangssituation von 100 ccm, allmählich absteigend, zurück.

Stets wird der Rettichsaft auf nüchternen Magen genommen. Häufig ist der frische Saft zu aggressiv. Man kann ihn aber ohne Wirkungsverlust einige Stunden in den Kühlschrank stellen. Dann verliert er den beißenden Geschmack. Die Herstellung des Saftes kann gleichermaßen billig — mit der Bircher-Raffel —, oder mit dem teuersten diesbezüglichen Küchengerät erfolgen. Der Frischpreßsaft muß immer *kalt* gewonnen werden. Erhitzter Rettichsaft verliert, ebenso wie Kohlsaft, den größten Teil seiner Wirkung.
Der Fachhandel bietet *Fischpreßsäfte* an, die den Anspüchen in therapeutischer Hinsicht genügen, d.h. sie haben „Frischqualität".

DIE ROTE BETE (BETULA VULGARIS L. VARIETAS CONDITIVA ALEF.)

Vorsichtsmaßnahmen:
Keine

Inhaltsstoffe:
Der rote Farbstoff Betanin, ein Anthocyan, ist eng verwandt mit den Farbstoffen in Blutwurz, Heidelbeere, Schwarze Johannisbeere und entfaltet eine das Wachstum von Bakterien im Darm hemmende Wirkung. Das Betain, ein Stoff, der auch in der Zuckerrübe vorkommt, wirkt leberzellregulierend. Auffallender Gehalt an seltenen Spurenelementen, etwa Lithium, Strontium und Rubidium.

Vorkommen:
In ganz Europa.

Verwendeter Pflanzenteil:
Die Wurzel.

Die Rote Bete, auch Rote Rübe genannt, zählt zu jenen Nahrungsmitteln, denen man auf Grund ihrer Inhaltsstoffe eine gewisse Heilwirkung nicht absprechen kann. Der rote Farbstoff Betanin wirkt gegen jene Bakterien, die Dünn- und Dickdarmentzündungen verursachen können. Ähnlich wie die Anilinfarbstoffe dringt er in die

Bakterienleiber ein, „färbt" sie, wie man im Mikroskop nachweisen kann, und wirkt bakteriostatisch, das heißt, er hemmt Wachstum und Entwicklung der Bakterien, wodurch deren Tätigkeit und Ausbreitung behindert wird. Auf diese Weise wirkt die Rote Bete zumindest vorbeugend gegen infektiöse Darmerkrankungen. Ist es allerdings einmal zu Darmentzündungen mit Durchfällen gekommen, wird die Rote Bete für sich allein zu schwach sein, denn es fehlt ihr ein weiterer wichtiger Stoff, die Gerbsäure. Man wird dann auf Blutwurz, Heidelbeere oder Schwarze Johannisbeere zurückgreifen müssen, falls man Pflanzen zur Behandlung heranziehen will (s. Seiten 184, 187, 190).

Der zweite interessante Stoff der Roten Bete ist das Betain. Es ist auch in der Zuckerrübe (Beta vulgaris varietas altissima) enthalten und gehört zu den wichtigsten Eiweißstoffen. Seine Wirksamkeit bezieht sich in erster Linie auf die Leber. Man zählt es zu den sogenannten lipotropen Aminosäuren.

Der Vorgang seiner Wirkung ist etwas kompliziert: Das Betain überträgt einer anderen Aminosäure, dem Homocystein, eine jener wertvollen Methylgruppen, wie wir sie schon beim Kohl kennengelernt haben. Dadurch entsteht Methionin. Dieses wiederum gibt die Methylgruppe weiter, für einen Stoffwechselvorgang (Cholinsynthese), der beim Abbau von Fett aus der Leber wichtig ist.

> Die Rote Bete ist für Menschen mit Fettleber empfehlenswert. In weiterer Sicht ist diese Wirkung auch eine vorbeugende: Wenn es gelingt, eine Fettleber abzubauen, dann ist die Wahrscheinlichkeit, daß daraus eine Schrumpfleber wird, entsprechend geringer.

Selbstverständlich darf man sich bei Bestehen einer Fettleber nicht auf die Rote Bete allein verlassen. Das wichtigste wird stets das Ausschalten schädigender Faktoren — Alkohol und Völlerei an der Spitze — bleiben.

Vor einiger Zeit hat die Rote Bete als Mittel gegen bösartige Geschwülste Schlagzeilen gemacht, und zwar nach Berichten des ungarischen Forschers S. Ferenczi. Ein Liter Saft täglich, über mehrere Monate getrunken, soll das Wachstum der Geschwülste hemmen. Solche Nachrichten von einer diesbezüglichen Wirksamkeit des einen oder anderen natürlichen Mittels gibt es immer wieder. Man muß sie mit Vorsicht annehmen. Die meisten verschwinden wieder von der Bildfläche, nachdem sie bei Menschen, die sich zu sehr darauf verlassen haben, insofern Schaden angerichtet haben, als dadurch andere Therapiemöglichkeiten vernachlässigt wurden. Natürlich kann man auch Rote-Bete-Saft trinken, muß aber bei solchen Erkrankungen auch von allen anderen Möglichkeiten der modernen Medizin, Diagnostik und Therapie Gebrauch machen.

Die Anwendung der Roten Bete

In der Küche wird die Rote Bete gekocht, abgekühlt, als Gemüse, Salat und in Suppen verwendet. Wer sich selbst den Frischpreßsaft zubereiten will, sollte folgende reinigenden Maßnahmen ergreifen, um die Gefahr einer Infektion mit Parasiten oder Coli-Bazillen auszuschließen:

> Die Rote Bete wird mit einer Bürste unter fließendem Wasser gereinigt und anschließend geschält. Danach 15 Minuten in kaltes Wasser legen, dem etwas Salz und Zitronensaft beigemengt wird. Gut unter Wasser durchspülen, erst jetzt mit dem entsprechenden Haushaltsgerät verarbeiten. 3 kleine Gläser zu den Mahlzeiten.

Es gibt auch ein *Granulat,* das Betain in Form seines Hydrogencitrates enthält, mit Beimengung von Sorbit. In diesem Fall wird es allein aus der Zuckerrübe gewonnen.

Bei *Fettleber* werden Kuren von 3 Monaten Dauer empfohlen:

> 2 Wochen täglich 10 g = 4 Beutel über den Tag verteilt, vor oder nach den Mahlzeiten, anschließend 5 g = 2 Beutel im Tag. Das Granulat ist in Wasser aufzulösen. In dieser Form besteht natürlich keine Infektionsgefahr, wie sie bei Frischgemüsen auf Grund unsachgemäßer Behandlung vorkommen kann.

Gut eingesandet, ist die Rote Bete im Keller längere Zeit haltbar.

DIE GELBE RÜBE

(DAUCUS SATIVUS CAROTA L. SUBSPECIES SATIVA [HOFFM.] ARCANG.)

Vorsichtsmaßnahmen:

Keine.

Inhaltsstoffe:
Flavonoide und ein ätherisches Öl; beide entwickeln brauchbare Wirkung gegen Madenwürmer (Oxyuren). Hoher Gehalt an Provitamin A, das als „Epithelschutzvitamin" eine aufbauende Wirkung bei Schleimhauterkrankungen des Darmes besitzt. In den Blättern, die in der Volksmedizin zur Potenzsteigerung verwendet werden, sind Porphyrine enthalten.

Vorkommen:
In verschiedenen Arten weltweit.

Verwendete Pflanzenteile:
Die Wurzel; der daraus gewonnene Saft.

Die Gelbe Rübe (Karotte, Mohrrübe) wird schon lange als besonders kräftigende Wurzel angesehen und in der Volksmedizin als Mittel gegen Blutarmut, Schwächezustände, Altersbeschwerden, bei Neigung zu Abszessen, bei Wachstumsstörungen der Kinder, bei Milchmangel stillender Mütter, bei sexueller Schwäche, kurz bei allem, was irgendwie mit einem Darniederliegen der Kräfte zu tun hat, gepriesen. Uns interessiert hier in erster Linie die Wirkung auf Darm und Würmer.

Besonders das ätherische Öl der Gelben Rübe wirkt auf die Muskulatur der häufigsten Eingeweidewürmer vor allem der Kinder: der Madenwürmer (Oxyuren). Zuerst kommt es bei den Würmern zu regelrechten Erregungszuständen, ihre Beweglichkeit nimmt zu. Sie beginnen in Richtung Ausgang zu „fliehen"; deshalb nennt man diese Wirkung „vermifuge" = wurmfluchterzeugende. Dann aber, wenn die Konzentration des ätherischen Öles der Gelben Rübe im Darm größer wird, werden die Würmer gelähmt. Sie können nun leichter ausgeschleust werden, da sie keinen Widerstand mehr leisten. Da sich die Madenwürmer meist im unteren Dickdarm aufhalten, gelingt ihre Entfernung mit Hilfe der Gelben Rübe, die man in diesem Zusammenhang wohl als das harmloseste aller Wurmmittel bezeichnen kann, recht gut.

Nur muß man unbedingt zugleich alles unternehmen, damit es nicht zur Wiederansteckung kommt: die Eier der Würmer nämlich haften in der Umgebung des Afters an. Wenn nun die Kinder sich dort mit den Fingern kratzen, um den meist vorhandenen Juckreiz zu beseitigen, gelangen die Eier unter die Fingernägel und letztlich über Nahrung oder Fingerlutschen wieder in den Mund, in der Folge in den Darm. Deshalb ist während einer Wurmkur mit Gelber Rübe (oder anderen Mitteln) stets peinlichste Sauberkeit nötig. Die Fingernägel müssen ganz kurz geschnitten sein und nach jedem Stuhlgang sowie vor jedem Essen mit Bürste und Seife gewaschen werden. Auch der After sollte nach der Stuhlentleerung mit verdünnter Seifenlauge gewaschen werden. Vielfach geschieht die Übertragung durch rohes Obst und Gemüse. Das heißt: Niemand, der Würmer hat, sollte dieses mit ungewaschenen Händen angreifen und jemand anderem reichen. Das gilt nun natürlich auch für die Gelbe Rübe, welche wir ja gerade als therapeutisches Nahrungsmittel gegen Madenwürmer empfehlen. Bevor man den Gelben-Rüben-Saft zubereitet oder die Rüben schabt, gehören sie entsprechend vorbehandelt.

Die Anwendungen der Gelben Rübe

Der Saft: Die Gelben Rüben werden unter fließendem Wasser gut gebürstet, dann 10 Minuten in Salzwasser legen, dem man etwas Zitronensaft beifügt. Die Wurmeier lösen sich im Salzwasser von der Gelben Rübe ab. Anschließend nochmals in fließendem Wasser gut spülen und den Saft mittels gereinigtem Küchengerät zubereiten. 3 Gläser täglich, zwischen den Mahlzeiten, über 3 Wochen, auch länger.

Ist ein Mitglied der Familie von Madenwürmern befallen, empfiehlt es sich für die ganze Familie, an der Kur teilzunehmen. Selbstverständlich kann man die entsprechenden Mengen Gelber Rüben auch geschabt essen. Gekochte Gelbe Rüben haben den größten Teil ihrer Wurmwirkung verloren, da sie kein ätherisches Öl mehr enthalten.

DER LEIN (LINUM USITATISSIMUM L.)

Vorsichtsmaßnahmen:
Keine.

Inhaltsstoffe:
Das Blausäure-Glykosid Linimarin. Der Samen enthält 35% Leinöl mit hohem Gehalt an mehrfach ungesättigten Fettsäuren. Schleimstoffe, Pektin; Nahrungseiweiß, Kohlenhydrate, Vitamine und Mineralien.

Vorkommen:
In Mittel- und Südeuropa. Als Nutzpflanze in Feldern kultiviert. Zu medizinischen Zwecken werden besondere Sorten gezüchtet. Verwildert auf Schuttablageplätzen.

Verwendete Pflanzenteile:
Der reife Samen, das Öl, der bei der Ölgewinnung anfallende Preßrückstand (Leinsamenkuchen). Bis zum 19. Jahrhundert war der lange Stengel des Leins die wichtigste Textilpflanze.

Der Leinsamen stellt die gesunde Alternative zu den emodinhältigen Abführmitteln (Medizinalrhabarber, Faulbaum, Senna und Aloe) dar, welche alle letzten Endes, also bei Dauergebrauch, darmschädigend sind, da ihre Wirkung auf einer unphysiologischen = unnatürlichen Reizung von Schleimhaut und Darmmuskulatur beruht.
Der Leinsamen dagegen wirkt nicht auf Grund einer Umsetzung von chemischen Stoffen, sondern teils wegen seines guten Quellungsvermögens, teils wegen seines Öles, welches als Gleitmittel bei der Dickdarmentleerung hilft. Das sind — im Unterschied zu chemischen — physikalische Vorgänge, wie sie den Stuhlgang auch beim Gesunden bei gesunder Ernährung regeln. Schließlich ist ja der Leinsamen ein Nahrungsmittel, vielleicht sogar eines der ältesten überhaupt. In Pfahlbauten der Jungsteinzeit hat man Samen gefunden, die unseren heutigen völlig entsprechen.
Mit etwa 20% Eiweißgehalt, 13% Kohlenhydraten und 35% Fett von höchster Qualität gehört er zu den konzentrierten Nahrungsmitteln der Natur. Sein Energiewert — 450 Kalorien auf 100 g Leinsamen — liegt deutlich über dem der Körner und wird nur noch von anderen Samen (Mohn: 540, Sesam 600), von Kernen und von Nüssen übertroffen.*)
Als Magnesiumlieferant liegt er im absoluten Spitzenfeld aller Nahrungsmittel, als Kalziumlieferant ist er für ein pflanzliches Produkt außergewöhnlich, die Vitamine B_1 und B_2 sind in ihm überdurchschnittlich gut vertreten, andere Vitamine recht gut. Sogar Vitamin C ist mit 9 mg in einer für einen Samen beachtlichen Menge enthalten.
Der Leinsamen gehört — wie Kohl, Rettich, Artischocke, Rote Bete und Gelbe Rübe — zu jenen Nahrungsmitteln, die mit Fug und

*) Dennoch macht Leinsamen in der hier angegebenen Form nicht dick, da die Kalorienträger großteils nicht resorbiert werden.

Recht auch therapeutisch, also als Heilmittel, genutzt werden. In relativ kleinen Dosen, das heißt in solchen, die noch nicht sattmachen, entfaltet er eine von Störungen befreiende Wirkung. Durch die Schleimstoffe werden die Schleimhäute wie mit einem schützenden Film überzogen. Das ist, wie später beim Isländisch Moos beschrieben, noch keine direkte Heilwirkung, doch besitzt der Leinsamen zusätzlich das Blausäure-Glykosid Linimarin, das über Fermente auch Blausäure abspaltet: In Mengen, wie sie dem Körper nie gefährlich werden könnten*), die aber genügen, um Fäulnisbakterien, wie sie sich häufig in der Nähe einer geschädigten Schleimhaut befinden, zu vernichten. Das ist die desodorierende Wirkung des Leinsamens. Unter „desodorierend" versteht man die Hemmung des Wachstums von Fäulniserregern. Und das ist bereits eine echte heilsame Wirkung. Diese Wirkungen treten besonders auf, wenn man Leinsamen zerstößt. Dann tritt auch das Öl aus, welches durch seine Wirkung als Gleitmittel die Verdauung verbessert.
Verwendet man den Leinsamen unzerstoßen, kommt in erster Linie sein Quellvermögen zum Tragen. Eigentliche Stoffe werden dabei nicht aufgenommen, weil der Leinsamen in dieser Form großteils wieder unverändert ausgeschieden wird.
Um alle Wirkungen zu erhalten, bevorzugt man ein Gemisch von ganzem Leinsamen und gemahlenem Leinsamenschrot, wie es im Handel erhältlich ist. Dieser Leinsamen stammt auch aus eigens für medizinische Zwecke angelegten Kulturen und zeichnet sich durch die Verläßlichkeit seines Wirkstoffgehaltes aus.
Man darf, wenn man den Leinsamen zu stuhlregulierenden Zwecken nutzt, die Dosen nicht zu klein wählen und auch nicht erwarten, daß der Erfolg schon am ersten oder zweiten Tag auftritt.
Besonders, wenn man andere Abführmittel, wie Senna oder Aloe, gewohnt ist, was leider bei vielen Menschen der Fall ist, wird man, um keine Enttäuschungen zu erleben, einen allmählichen Übergang finden müssen. Dabei wird zunächst Leinsamen mit Senna und/oder Faulbaum gemischt und das Verhältnis von Zeit zu Zeit zugunsten des Leinsamens geändert. Zugleich aber wird man von allen anderen stuhlfördernden Maßnahmen (Ernährung!) Gebrauch machen.
Viel unbedenklicher als bei den anderen abführend wirkenden pflanzlichen oder chemischen Produkten eignet sich Leinsamen auch für den längeren Gebrauch.

*) Ein entsprechend großes Stück Marzipan enthält ebensoviel Blausäure.

Die Anwendungen von Leinsamen

Am einfachsten ist: Man quetscht den Leinsamen etwas und nimmt ihn eßlöffelweise (1—3, nach Bedarf) morgens und abends mit einem Schluck Wasser.

Äußerst zweckmäßig sind bereits vorgefertigte Portionspackungen von zerstoßenem Leinsamen (Semen lini contusi), und das Granulat, ein Gemisch von ganzen und gemahlenen Leinsamenkörnern. Es gibt auch Leinsamen-Täfelchen mit Zusätzen von Rizinusöl, Senna u.a. sowie andere *Kombinationspräparate:* Leinsamen + Senna + Faulbaum + Löwenzahn, welche als Einzelgaben bei der Verstopfung des sonst Darmgesunden brauchbar sind (z.B. Reiseverstopfung), und für die Übergangsphase zum reinen Leinsamen.
Von pulverisierten Leinsamenpräparaten, die bei Magenübersäuerung und Darmentzündungen angebracht sind, nimmt man $^1/_2$—1 Eßlöffel in warmer Milch. Überhaupt wird Leinsamen gerne mit Müslis kombiniert genommen. So mit dem Frischkornbrei, mit Haferflocken, Milch, geschabtem Apfel usw.
Der Leinsamenkuchen (Placenta seminis lini) ist der Preßrückstand bei der Ölgewinnung und wird äußerlich verwendet, hauptsächlich für erweichende Umschläge. Das Leinöl (Oleum lini) spielt in einer gesunden Ernährung als besonders hochwertiges Öl eine große Rolle.

Heilkräuter bei Verdauungserkrankungen

Blähungswidrige Heilkräuter

In der Medizin nennt man sie Carminativa, nach dem lateinischen Wort carminare = reinigen. Es gibt einige Pflanzen, deren *Hauptwirksamkeit* die blähungswidrige ist. Die wichtigsten — Kümmel, Fenchel und Anis — werden im folgenden besprochen. Sie beseitigen Gasansammlungen im Darm. Diese werden entweder leichter zur Ausscheidung gebracht, wie Gasblasen im Magen, welche sehr unangenehm sein und auch echte Herzbeschwerden auslösen

können. Oder sie werden in kleine und kleinste Zellen aufgelöst, sodaß sie von der Darmschleimhaut resorbiert werden.
Die Ursachen von Blähungen sind verschiedenartig. So ist ein aufgetriebener Magen mit Völlegefühl, Druck und Aufstoßen häufig das *Symptom* einer Gallenblasenerkrankung. Blähungswidrige Mittel (Kümmel, Fenchel und Anis) können das Symptom bessern, nicht die Grunderkrankung: sie wirken also *symptomatisch*. Ihr Einsatz ist dennoch gerechtfertigt, nur muß man sich im klaren sein, daß man bei chronischen Blähungszuständen stets nach der Ursache fahnden muß. Das kann natürlich nur der Arzt.
Solche Ursachen können beim älteren Menschen, und das ist sehr häufig, auch im Verlust der Elastizität der Darmwurzelgefäße (Mesenterialgefäßsklerose) liegen. In diesem Fall handelt es sich nicht so sehr um die vermehrte Bildung, sondern um das mangelhafte Aufsaugen von Gasen. Die reinen blähungswidrigen Mittel wirken hier schon „ursächlicher", da sie an einer Schwachstelle des Geschehens eingreifen. Die echte Ursache, die Gefäßsklerose, wird durch sie freilich nicht beeinflußt. Wohl aber kommt es, durch Verminderung des Bauchdruckes, zu einer Entlastung der Gefäße. Daher ist der Einsatz der blähungswidrigen Mittel auch hier angebracht.
Schließlich sind — neben dem chronischen „Luftschlucken" — Gärungsvorgänge im Darm, etwa bei der isolierten chronischen Enteritis (Darmentzündung), eine dritte große Ursache von Blähungen. Obwohl Kümmel, Fenchel und Anis auch desinfizierende Eigenschaften haben (den Kampf des Körpers gegen unliebsame Bakterien also unterstützen), wird man ohne zusätzliche Maßnahmen selten auskommen. Selbstverständlich braucht man auch hier fürs erste eine klare Diagnose.
Kümmel, Fenchel und Anis sind Doldenblütler und miteinander verwandt. Dazu gehört auch die *Dille* (Anethum graveolens), von der die gleichen Wirkungen zu erwarten sind, und zwar von ihren in der Küche nicht gebräuchlichen Früchten (Fructus anethi). Doch ist bei der Dille die medizinische Wirkung bei weitem nicht so exakt untersucht worden wie bei ihren drei Verwandten. Auch der *Koriander* (Coriandrum sativum) fällt in die gleiche Gruppe. Ebenfalls ein Doldenblütler, hat er blähungswidrige Eigenschaften, allerdings so schwach, daß man ihn medizinisch kaum gezielt einsetzen könnte. Wegen seines guten Geschmackes aber ist er häufig in Teemischungen zu finden. Auch sein vermehrter Einsatz als

Küchengewürz ist, wenn man unter Blähungen leidet, zu empfehlen. Zwischen Kümmel, Fenchel und Anis gibt es ein Wirkungsgefälle hinsichtlich des blähungswidrigen Effektes: Alle drei Pflanzen haben auch eine bronchialsekretlösende Wirkung. Hier ist das Wirkungsgefälle in umgekehrter Richtung:

Abnahme der blähungswidrigen Wirkung
Kümmel → Fenchel → Anis
Zunahme der bronchialsekretlösenden Wirkung

Neben diesen „eigentlichen" blähungswidrigen Mitteln gibt es eine Reihe von Heilpflanzen, welche, manchmal recht effektiv, Gasansammlungen in Magen und Darm beseitigen können: Kamille, Pfefferminze, Melisse, Wermut, Mariendistel, Manna-Esche, um hier nur einige zu nennen. Es ist eine oft erwünschte zusätzliche Wirkung zu ihrem eigentlichen Hauptanwendungsgebiet. Darüber wird bei der Beschreibung der einzelnen Pflanzen berichtet.

DER ECHTE KÜMMEL (CARUM CARVI L.)

Vorsichtsmaßnahmen:
An sich keine, doch können Überdosen des aus dem Kümmel gewonnenen Öls Leberschäden hervorrufen. Das gilt auch für den übertriebenen Genuß von Kümmelschnäpsen. Die leberschädigende Alkoholwirkung wird durch das Zuviel an Kümmel verstärkt. Kümmelschnäpse sollte man nur in medizinischen Dosen genießen. Das ist zu wenig bekannt.

Inhaltsstoffe:
Der Hauptwirkstoff ist das ätherische Öl mit bis zu 60% Carvon, ferner Dihydrocarvon, Carveol und Limonen. Der Kümmel selbst enthält bis zu 7% dieses ätherischen Öles. Dieses macht auch den typischen Geruch aus. Daneben fettes (gewöhnliches) Öl, Gerbstoffe, Harze.

Vorkommen:
Verbreitet wild in Mittel- und Nordeuropa an Böschungen und Wegrändern. Für medizinische Zwecke in Kulturen angebaut.

Verwendete Pflanzenteile:
Die Kümmelfrüchte.

Von den speziellen pflanzlichen Mitteln gegen Blähungen ist der Kümmel das kräftigste. Zugleich zählt er zu den ältesten Gewürzen der Welt, wobei ihm diese Beliebtheit in erster Linie die gleichen verdauungsfördernden Eigenschaften eingebracht haben, welche wir an ihm als Heilmittel schätzen: Er stärkt den Magen, hat eine milde gallenfördernde Wirkung und verhindert effektvoll Blähungen. Oft werden Kohlgerichte erst durch den beigegebenen Kümmel verträglich.

Zur Zeit kennt man den Wirkungsmechanismus noch nicht bis in alle Details, weiß aber, daß das Vorhandensein einer einigermaßen intakten Schleimhaut eine wichtige Rolle spielt. Wenn Kümmel (oder Fenchel bzw. Anis, welche ähnlich wirken) in den Magen gelangt, werden bestimmte Nervenendigungen in der Magenschleimhaut erregt. Diese geben eine Mitteilung an das Rückenmark. Von dort, über einen zweiten Nerv, geht der postwendende Befehl an die Schleimhaut zurück, die Durchblutung zu vermehren und (wahrscheinlich) bestimmte Stoffe abzusondern, welche bei der Auflösung von Gasblasen helfen können. Bei mangelhafter Schleimhaut nämlich — im Falle der sogenannten atrophischen Gastritis — zeigt sich, daß Kümmel allein Gasblasen nur unzureichend auflösen kann.

Sobald die Gasblase genügend zerlegt ist (sodaß sie ausgestoßen werden kann), kommt ein zweiter Befehl vom Rückenmark: Magen- und Speiseröhrenmuskulatur sollen zweckmäßig so komprimiert werden, daß es zum Auswerfen der Luft kommt! In diesen Vorgang greift der Kümmel insofern ein, daß er die Empfangsbereitschaft der Muskulatur erhöht, sie für Befehle besonders empfindlich macht. Man sieht aus diesem Beispiel eine bevorzugte Wirkungsweise von Heilpflanzen: die Förderung körpereigener Regulationsmechanismen. Der Kümmel hat auch eine schmerzlindernde und krampflösende Wirkung bei Koliken, deshalb und auch zusätzlich (vor allem bei Kindern) eine leicht beruhigende Wirkung.

Interessant ist seine Wirkung auf die Organe der Frau: Viele schwören, daß es kein besseres Mittel gegen schmerzhafte Menstruationen gäbe. Besonders junge Mädchen. Weiters gilt der Kümmeltee im Volksmund als wirksames geburtserleichterndes Mittel, und schließlich fördert er die Milchbildung der stillenden Mutter.

Die Anwendungen des Kümmels

1. Der Tee: 1 Teelöffel zerdrückter Kümmelfrüchte wird mit einem Viertelliter siedendem Wasser überbrüht, 10 Minuten zugedeckt ziehen lassen, abseihen. Gut warm und betont schluckweise trinken.

2. Das Öl (Oleum carvi)
Ist im Handel erhältlich. Üblicherweise gibt man 10 Tropfen auf 1 Stück Zucker. Man kann aber auch ein Stück trockenes Brot nehmen. Äußerlich wird das Öl gegen Hautmilben verwendet.

3. Fertigpräparate:
Diese sind zahlreich. Meist trifft man Kümmel dabei im Gemisch mit Fenchel, Anis, Angelika, Anserine, Pfefferminze, Wermut und anderen pflanzlichen Mitteln in Dragees, Teemischungen oder Tropfen. Manche von den beliebten Haustropfen verdanken ihre Wirksamkeit zum guten Teil dem Kümmel.

Kümmel als Gewürz

Als Gewürz wird Kümmel in viel kleineren Dosen als bei der medizinischen Anwendung gebraucht. Vielfach werden ganze Kümmelfrüchte hinzugebacken (Brot) oder hinzugegeben (Kraut). Dann allerdings ist der Geschmack ungleich verteilt, und, wenn man in solch ein Kümmelkorn hineinbeißt, überintensiv. Feinschmecker gehen anders vor:
1. Man läßt ein Kümmelsäckchen mitkochen, etwa bei Kohl- und Krautgerichten. Das Säckchen wird bereits kalt mitangesetzt. Nun kann man nachkosten, bis die Geschmacksintensität paßt.
2. Kümmel wird wie Pfeffer frisch gemahlen: Sowohl für Käsegerichte als auch zum Mitbacken bei Brot. Auf diese Weise kann man gut dosieren.

Sammeltips

Das meiste an Kümmel für Küche und medizinische Zwecke stammt von Großplantagen in Holland, dem größten Kümmelexporteur Mitteleuropas. Doch ist er auch wildwachsend weit verbreitet und leicht zu finden, da er sich meist an Wegrändern, in Straßengräben,

auf Böschungen und auf mageren Wiesen aufhält. Düngt man solch eine Wiese, um sie nutzbar zu machen, so verschwindet er, denn er liebt den kargen Boden. Er ist ein Doldengewächs mit kleinen weißen bis rötlichen (im Gebirge) Blüten.
Blütezeit: Mai bis Anfang Juli.
Erntezeit: Etwa 1—2 Monate nach Ende der Blüte, wenn die Früchte braun sind, also Juli bis September. Die Dolden werden abgeschnitten und zum Trocknen luftdicht aufgehängt. Nach Ende des Trocknungsprozesses abrebeln der Früchte, kurz nachtrocknen und luftdicht aufbewahren. Kümmel kann man auch im Garten pflanzen.

DER WILDE FENCHEL (FOENICULUM VULGARE MILL.)

Vorsichtsmaßnahmen:
An sich keine. Die Blätter angebauter Fenchelarten werden als Gemüse verwendet und sind unbedenklich. Grobe Überdosen des Samens aber können ebenso wie beim Kümmel Leberschäden verursachen. Das gleiche gilt für das aus dem Samen gewonnene ätherische Öl. Daher die angegebenen Dosen einhalten und auch bei Verwendung von Fenchelsamen als Gewürz haushälterisch umgehen!
Inhaltsstoffe:
Ätherisches Öl mit Fenchon und mit bis zu 60% Anethol, dem Stoff, der auch im Anis enthalten ist. Daneben fettes (gewöhnliches) Öl, Gerbstoffe und Harze — wie beim Kümmel.
Vorkommen:
In Mittel- und Südeuropa kultiviert. Gelegentlich auch wild wachsend.
Verwendete Pflanzenteile:
Die reife Frucht, selten die Wurzel.

Während der Kümmel als Heilpflanze und als Gewürz dient, kann man den Fenchel sogar dreifach nutzen:
Als Nahrungsmittel die kräftigen Blattrippen an der fleischigen Wurzel, wozu man gewöhnlich eine besonders wohlschmeckende Unterart des Fenchels verwendet. Ein solches Gemüsegericht zeichnet sich durch seine leichte Verdaulichkeit aus sowie durch seine beruhigende Wirkung auf Magen und Darm. Da es leicht abführend wirkt, sollten chronisch Verstopfte davon Gebrauch machen.

Als Gewürz und als Heilpflanze verwendet man die Früchte (den Samen).
Die Wirkung ist dem Kümmel ähnlich, doch ist der blähungswidrige Effekt nicht so stark wie bei diesem. Dafür hat das Fenchelsamenöl in normaler Dosierung eine oft erwünschte beruhigende Wirkung, deutlich mehr als der Kümmel. Wenn man aber zu große Mengen der flüchtigen Dämpfe einatmet, wird man benommen und wie berauscht.
Weiters hat Fenchel, neben seiner Wirkung auf Magen und Darm, milde auswurffördernde und hustendämpfende Wirkung: mehr als Kümmel, weniger als Anis.
Wegen dieser drei Haupteigenschaften: der blähungswidrigen, der leicht beruhigenden und der als Hustenmittel, war der Fenchel früher in der Kinderheilkunde sehr beliebt und ist auch heute noch nicht ganz verdrängt. Dabei spielt sein angenehmer Geschmack eine Rolle: Fenchelhonig und Fenchelsirup, probate milde Hustenmittel, erfreuen den Kindergaumen oft so sehr, daß man die Flaschen für die Kleinen unerreichbar aufbewahren muß.
Die geschmacksverbessernde Wirkung wird auch sonst genutzt: In Verbindung mit dem Kümmel ein einfaches und gutes Beispiel für das Grundprinzip des Mischens von Heilpflanzen: Beide, Kümmel und Fenchel, wirken exakt in die gleiche Richtung, sogar der körpereigene Wirkmechanismus, den beide auslösen, ist der gleiche. Mischt man beide, ist der stärker wirksame Kümmel das sogenannte Basismittel, man nennt es das „Remedium cardinale" der Mischung (Remedium = Heilmittel). Allerdings schmeckt Kümmeltee nicht ausgesprochen gut. Deshalb kann man Fenchel (oder nach Geschmack auch Anis) hinzufügen. Das ist dann das „Corrigens" der Mischung. Es korrigiert den Geschmack des Basismittels, ohne eine neue Wirkung hinzuzufügen. Ein gutes Corrigens nämlich soll stets in die gleiche Richtung wirken wie das Basismittel. Sonst wird der Effekt unübersichtlich. Auf dieser Kombination kann man nun weiter aufbauen, falls zusätzliche Wirkungen, wie sie etwa Kümmel und Fenchel nicht erfüllen, erwünscht sind. Das geht nach sehr exakten Regeln vor sich, die einzuhalten besonders bei Kräutermischungen für die Verdauungsorgane wichtig ist.
Der Fenchelsamentee war und ist vielfach auch heute noch ein Hauptmittel gegen die Gärungs-Dysepsien mit Durchfällen der Kleinkinder. Hier verordnet *der Arzt* eine kurze Fastenperiode,

während der nur Fencheltee gegeben wird. Bei Erkrankungen der Kinder wird der Leser stets den Arzt zu Rate ziehen. Auch beginnende Blinddarmentzündungen können ähnliche Symptome aufweisen wie Gärungsdysepsien.
Weitere Eigenschaften kennt die Volksmedizin. Wie bei Kümmel gegen Menstruationsbeschwerden. Auch wird dem Fenchel eine gewisse antirheumatische Wirkung nachgesagt. Die weichgekochten Wurzeln, lauwarm aufgelegt, sollen bei Brustentzündungen helfen. Das ist möglich, denn die Wirksamkeit von Fenchelwasser in äußerlicher Anwendung bei Augenentzündungen wird von der wissenschaftlichen Pflanzenheilkunde bestätigt.

Die Anwendungen von Fenchel

1. Der Tee: 1 gehäufter Teelöffel zerdrückter Fenchelsamen wird mit einem Viertelliter kochendem Wasser überbrüht. 10 Minuten gedeckt ziehen lassen. Abseihen und schluckweise trinken. Gegen Blähungen wird der Tee stets ungesüßt getrunken. Will man ihn aber in erster Linie als hustendämpfendes Mittel nützen, kann man ihn mit Honig süßen. Es gibt auch ein Teeaufguß-Pulver. Die Einzeldosis ist ein Teelöffel auf 1 Tasse warmes Wasser.

2. Das Fenchelöl (Oleum foeniculi) und das *Fenchelwasser* (Aqua foeniculi) sind im Handel erhältlich. Vom Öl nimmt man 3—5 Tropfen auf Brot oder Zucker. Beim Wasser 1—2 Eßlöffel als Einzeldosis (Erwachsene! Kinder nehmen entsprechend weniger). Eine Mischform beider ist die Tinctura foeniculi composita; sie wird teelöffelweise genommen.

3. Der Fenchelsirup (Sirupus foeniculi) und der *Fenchelhonig* (Mel foeniculi) werden teelöffelweise verabreicht. Sie sind weniger gegen Blähungen denn als mildes Hustenmittel für Kinder geeignet. Man kann Fenchelhonig auch selbst zubereiten:

> 1—3 Tropfen Fenchelöl (aus der Apotheke) werden mit einem guten Eßlöffel Honig vermischt. Auf 3—4 Tagesportionen verteilt einnehmen.

4. Äußerlich wird Fenchel hauptsächlich für Augenentzündungen verwendet: 1 Eßlöffel zerdrückter Fenchelsamen mit 1/2 Liter

Wasser 3 Minuten kochen lassen. Abseihen. Augenbäder oder lauwarme Kompressen.

Fenchel als Gewürz

Da der Fenchel neben seinen verdauungsfördernden Wirkungen auch einen kräftigen aromatischen Geruch besitzt, ist er als Gewürz sehr beliebt. Sein Aroma ist nicht so scharf wie das des Kümmels, aber süßlicher. Auch hier steht er in der Mitte zwischen Kümmel und Anis. Die Verwendung ist im allgemeinen die gleiche: man würzt damit Sauerkraut, Kohlgerichte, Gemüseplatten, Rohkostgerichte. Dem Karpfen nimmt der Fenchel den manchmal langweiligen Geschmack. Auch wird er gerne für „süße" Brotspeisen wie Rosinen-(Vollkorn)Brot und Früchtebrot verwendet.

Sammeltips

In Mitteleuropa ist wilder Fenchel selten. Hier wird er in Kulturen angebaut. Da kann es auch vorkommen, daß er in der näheren Umgebung durch Verschleppung des Samens verwildert wächst, auch in Gärten. Die Ernte ist schwierig: Die Früchte einer Pflanze reifen nicht gleichzeitig, sondern hintereinander, zwischen Juli und Oktober. Es muß jeweils der richtige Zeitpunkt gewählt werden, denn nur die wirklich reifen Dolden sind verwertbar. Diese werden abgeschnitten. Die Früchte gewinnt man durch Dreschen. Trocknen und luftdicht aufbewahren.

DER ANIS (PIMPINELLA ANISUM L.)

Vorsichtsmaßnahmen:

An sich keine. Jedoch ist die *Anisessenz,* die durch Destillation aus dem Samen gewonnen wird, Bestandteil verschiedener Aperitifs, unter anderem auch des Absinths.*) Überdosen wirken stark leberschädigend. Die Giftwirkung wird noch verstärkt, wenn diese Aperitifs dem Licht und der Luft ausgesetzt werden. Als Heilmittel oder als Gewürz in normalen Dosen ist Anis dagegen unschädlich.

*) In Deutschland sind Herstellung und Vertrieb von Absinth seit 1923 verboten, in der Schweiz seit 1910. Vor allem aber in den afrikanischen Mittelmeerländern (Algerien, Marokko, Tunesien) verbreitet. Vorsicht bei Urlaubsreisen!

Inhaltsstoffe:
Ätherisches Öl mit Anethol und Methylcavicol. Weiters, wie bei Kümmel und Fenchel, fettes Öl, Gerbstoffe und Harze.

Vorkommen:
Im Mittelmeerraum, auch in Zentraleuropa. Zu medizinischen Zwecken in Kulturen angebaut.

Verwendete Pflanzenteile:
Die Frucht.

Der Anis ist der dritte Doldenblütler (Umbellifera) neben Kümmel und Fenchel, den wir wegen seiner blähungswidrigen Eigenschaften nutzen. Seine diesbezügliche Wirkung ist allerdings bedeutend schwächer als die des Kümmels und kommt auch an die des Fenchels nicht ganz heran. Umgekehrt hat Anis von diesen botanisch miteinander eng verwandten Pflanzen den stärksten auswurffördernden Effekt. Man kann ihn also — von der Einteilung in der Pflanzenheilkunde her gesehen — ebenso gut zu den Hustenmitteln zählen. Doch nicht zuletzt wegen seines guten Geschmackes ist er in zahlreichen Teemischungen für Magen und Darm vertreten, als eine Art ideales Corrigens: Gut in der Wirkung und angenehm für die meisten Gaumen (wie immer nicht für jeden).
Die drei hier beschriebenen großen Blähungsmittel Kümmel, Fenchel und Anis sind in der Natur vom gleichen Stamm, und sie haben sich auch in der Teetasse nicht trennen lassen. Denn in der wohl beliebtesten Mischung speziell gegen „Winde" sind sie wieder zu gleichen Teilen vereinigt.

> Teemischung gegen Winde:
> Kümmel (fructus carvi cont.) 30,0 Gramm, Fenchel (Fructus foeniculi cont.) 30,0 Gramm, Anis (Fructus anisi cont.) 30,0 Gramm

Das „Cont." bedeutet jeweils contusa = zerquetscht, zerstoßen. Wenn man es im ärztlichen Rezept schreibt, gilt es als Anweisung für den Apotheker, der dem Kunden die Teemischung dann gebrauchsfertig übergibt.

Ein gehäufter Teelöffel dieses Gemisches wird mit einem Viertelliter siedendem Wasser überbrüht. Gedeckt 10 Minuten ziehen lassen und schluckweise warm trinken.

Die Wirkung von Anis auf die Bronchien beruht auf dem sinnvollen Zusammenspiel zweier Wirkmechanismen:

1. Der Sekretolyse, das heißt, daß die Bronchialschleimhaut durch Anis mehr aushustbereites Sekret absondert.
2. Einer vermehrten Aktivität der kleinen Flimmerhärchen, welche das Sekret nach außen befördern.

Die sekretvermehrende Wirkung beschränkt sich nicht nur auf die Bronchien. Auch die Verdauungsdrüsen der Magenschleimhaut und der Bauchspeicheldrüse werden angeregt. Ebenso die Speicheldrüsen im Mund. So hat Anis neben seiner blähungswidrigen Wirkung auch einen direkten verdauungsfördernden Effekt. Bei der Milch-Semmel-Kur nach Dr. F. X. Mayr kann man zur Überbrückung bis zum Auftreten einer zufriedenstellenden Eigenarbeit der Verdauungsdrüsen — eines der angepeilten Ziele dieser Kur — mit ein wenig Anis nachhelfen. Allerdings nur, wenn es wirklich notwendig ist, denn im Vordergrund steht das Eigentraining der Verdauungsdrüsen.
Auch zur Förderung des Milchflusses stillender Mütter wurde und wird Anis gerne verwendet. Hier ist das milde Aniswasser üblich. Die äußerliche Anwendung über Brustkompressen (Absud aus 2 Teelöffeln zerstoßenem Anis auf 1/2 Liter Wasser) beseitigt Milchstauungen und fördert den Milchfluß. Brust vor dem Stillen reinigen!

Die Anwendungen von Anis

1. Der Tee: 1 Teelöffel zerdrückter Anisfrüchte wird mit einem Viertelliter siedendem Wasser überbrüht. 10 Minuten gedeckt ziehen lassen, abseihen, warm in Schlucken trinken.

2. Das ätherische Öl (Oleum anisi) ist gewöhnlich in Form einer Anis-Ammoniak-Weingeistmischung als Liquor ammonii anisatus im Handel. Dosierung: 5 Tropfen in Honigwasser oder in heißer Milch, dreimal täglich. Dieser Liquor ist Bestandteil vieler bekannter Hustensäfte und „Wind"-Tropfen.

3. Die Tinktur (Tinctura anisi) wird häufig selbst zubereitet.

Das Rezept: 60 g Anis (oder, was üblicher ist: 30 g Anis und 30 g Fenchel) werden mit 1/2 Liter Branntwein und einigen (ungespritzten) Zitronenschalen angesetzt. 3 Wochen an der Sonne stehen lassen. Der Lichtzutritt über diesen exakt bemessenen Zeitraum ist beabsichtigt. Nun abseihen und in dunkler Flasche aufbewahren.
Einzeldosis 1—2 Teelöffel (aber nicht mehr!) Zweimal täglich, vor den Hauptmahlzeiten, aber nicht öfter! Diese Tinktur ist als Therapeutikum gedacht, keinesfalls als Schnaps!

4. Das Aniswasser (Aqua anisi). Einzeldosis: 1 Eßlöffel.

Sammeltips

Anis stammt aus Kulturen und ist in der freien Natur kaum anzutreffen. Doch kann man ihn im Garten anpflanzen. Die Ernte erfolgt im Spätsommer, sobald die Früchte braun geworden sind. Die noch taufeuchten Dolden werden frühmorgens abgeschnitten (wenn sie einmal trocken sind, fallen die Früchte zu leicht ab). Nun läßt man trocknen. Die Früchte selbst werden durch Dreschen gewonnen. Nachtrocknen lassen und luftdicht aufbewahren.

Heilkräuter mit vorwiegender Wirkung auf den Magen

Zur besseren Übersicht teilt man diese vorwiegend auf den Magen wirkenden Heilpflanzen in mehrere Gruppen ein:
In der *ersten* Gruppe fassen wir jene zusammen, die eine Sofortwirkung entfalten können: bei momentanen Unpäßlichkeiten, akuten Schmerzzuständen, Krämpfen, Übelkeit. Hier sind drei Pflanzen wegen ihrer besonderen Verläßlichkeit zu erwähnen: die Kamille, die Pfefferminze und die Melisse.
Jede hat ihr eigenes „Gebiet“, wobei es auch — durchaus sinnvolle — Überschneidungen gibt. In ihrer Gesamtheit umfassen sie alle Beschwerden, die bei akuten, nicht infektiösen Magenkrankheiten

vorkommen, soweit man solche überhaupt mit Heilpflanzen behandeln kann; und das ist hier ein erfreulicher Anteil.
Gemeinsam sind ihnen folgende Wirkungen:
1. schmerzstillend
2. krampflösend
3. beruhigend
4. blähungswidrig
Daneben hat jede der Pflanzen noch ihre besonderen Eigenschaften:
Die *Kamille* wirkt ausgesprochen entzündungshemmend, wobei einer ihrer Hauptinhaltsstoffe, das Bisabolol, eine hervorragende Magenschleimhaut-Schutzwirkung gegen allfällige Belastungen ausübt; ein anderer, das Cham-Azulen, wirkt heilsam bei bestehenden Magenschleimhautentzündungen. So ist die Kamille zwar eine jener Pflanzen, die man zur Erzielung einer Sofortwirkung einsetzen kann, mit der man aber auch gezielte Kuren über einen längeren Zeitraum durchführt.
Bei der *Pfefferminze* sticht die Wirkung gegen Übelkeit und gegen Gärungsprozesse hervor. Ihr Hauptinhaltsstoff, das Menthol, setzt die Empfindlichkeit der Magenschleimhaut herab und hat zusätzlich desinfizierende Eigenschaften. Einseitiges Bakterienwachstum, welches zu abnormen Zersetzungsprozessen im Magen führt, wird korrigiert. Neben dieser Magenwirkung beeinflußt die Pfefferminze auch die Leber- und Gallentätigkeit. Sie wirkt cholagog, das heißt, sie fördert die Bildung der Galle in den Leberzellen. Und zugleich wirkt sie choleretisch, das heißt, sie sorgt auch für den Abtransport der Galle, so daß es zu keinen Stauungen kommt.
Die *Melisse* wieder wirkt in erster Linie beruhigend und krampfstillend. Sie ist das Mittel für die nervösen Magenleiden. Im Unterschied zu Kamille und Pfefferminze, bei denen es hervorstechende Wirkmoleküle gibt, sind es bei der Melisse mindestens fünf einander verwandte Stoffe, welche die volle Wirkung erst gemeinsam entfalten. Bei der Melisse beschränkt sich die günstige Beeinflussung nervöser Erregungszustände nicht nur auf den Magen. Ihre beruhigende Wirkung ist allgemein, insbesondere auch die auf die „angespannten Herznerven".
Allen drei Pflanzen ist gemeinsam, daß ihre Wirkstoffe im sogenannten ätherischen Öl enthalten sind. Man könnte den Begriff am besten mit „Duftöl" übersetzen. Duftöle sind flüchtig und entweichen leicht. Deshalb muß man die Teezubereitungen gedeckt ziehen lassen; die Pflanzen dürfen nicht bei zu hohen Temperaturen

getrocknet werden (nicht über 40⁰ und nicht an der Sonne). Auch die Aufbewahrung muß unter Luftabschluß erfolgen, damit es zu keinen Wirkstoffverlusten kommen kann.
Es ist eine der positiven Entwicklungen der modernen Pflanzenheilkunde, daß man sich um Vereinfachung und Rationalisierung bemüht. Das hat zur Folge, daß man auf Pflanzen, die „auch" wirken, aber unverläßlicher sind oder keine zusätzliche therapeutische Notwendigkeit darstellen, weitgehend verzichtet. Auch bei der Behandlung akuter Magenbeschwerden durch Heilpflanzen hat sich gezeigt, daß man mit diesen dreien — Kamille, Pfefferminze und Melisse — sehr gut auskommt. Manche Pflanzen, die bei den Alten in dieser Hinsicht sehr beliebt waren, haben den Nachprüfungen nicht standgehalten — wie das *Gänsefingerkraut* (Potentilla anserina) als Mittel gegen Magenkrämpfe. Der Wirkstoffgehalt für diesen Zweck ist zu wechselnd. Wohl aber haben die Prüfungen ergeben, daß das Gänsefingerkraut gute rhythmusregulierende Eigenschaften hat, was vorher wieder weniger bekannt war*). Für den akuten Magen brauchen wir es weniger, man müßte es als „Ersatzmittel" bezeichnen. Eventuell fällt ins Gewicht, daß es viel billiger ist als etwa die Kamille.
Wohl aber haben andere Pflanzen eine wertvolle Wirkung auf akute Magengeschehen, wie *Tausendguldenkraut, Isländisch Moos,* oder die eigentlichen blähungswidrigen Mittel *Kümmel, Fenchel* und *Anis.* Deren Hauptanwendungsgebiet ist jedoch ein anderes. Man findet sie in diesem Buch in den entsprechenden Kapiteln.

Die *zweite* Gruppe der Heilpflanzen mit vorwiegender Wirkung auf den Magen ist die der sogenannten Tonica amara. Das sind Pflanzen mit Bitterstoffgehalt, welche den chronisch schwachen Magen kräftigen. Sowohl was die Saftbildung anbetrifft, als auch in Hinsicht auf die Beweglichkeit des Magens. Die Wirkung ist komplex, es kommt durch die Tonica amara auch zu einer generellen Durchblutungsverbesserung der Eingeweide. Der Effekt bleibt auch nicht auf den Magen beschränkt, sondern es wird der gesamte Organismus miterfaßt: im Sinne einer tonischen Allgemeinwirkung. Häufig findet man Schwächezustände der Eingeweide (Ptose, Atonie) als Teilsymptom allgemeiner körperlicher oder seelischer Erschöpfung. So ist es nicht verwunderlich, daß die im folgenden beschriebenen Pflanzen

*) Siehe auch Böhmig, Das große Buch der natürlichen Heilkunde, Wien — Stuttgart 1981.

auch immer wieder zur Behandlung seelischer oder diffuser körperlicher Schwächezustände empfohlen werden, wie insbesondere *Enzian* und *Tausendguldenkraut* *). Diese beiden Heilpflanzen zählen zu den kräftigsten Tonica amara. Als dritte ist hier der *Bitterklee* beschrieben.

In der Wirkungsweise sind sie einander ähnlich, auch die entscheidenden Wirkstoffe sind teilweise die gleichen. Die Wirkintensität ist, was die Bitterstoffe anbetrifft, beim Enzian am stärksten und beim Bitterklee am geringsten. Das Tausendguldenkraut steht in der Mitte. Es gibt dafür ein relativierbares Maß, den sogenannten Bitterwert: Dieser beträgt bei

Enzian 1:20.000,

Tausendguldenkraut 1:3500,

Bitterklee 1:1500.

Gemeint ist damit, daß ein wäßriger Auszug von Enzian nach einer Verdünnung von 1:20.000 in typischer Weise „bitter" schmeckt. Tausendguldenkraut ist mehr als doppelt so bitter als Bitterklee, Enzian sogar fast 14 x so bitter.

Das spielt eine Rolle bei der saftlockenden Wirkung, die nicht immer erwünscht ist. So vertragen Menschen mit chronischer Magenübersäuerung Enzian generell schlecht, Tausendguldenkraut manchmal gut, Bitterklee meist gut. Anderseits enthält Bitterklee von allen drei Pflanzen am meisten Gerbstoffe (7 %), was zwar auch manchmal den empfindlichen, überaktiven Magen belastet, aber eine Brücke schlägt zu Pflanzen wie Blutwurz, welche vorwiegend auf die tieferen Darmschichten wirken. Der Gehalt des Bitterklees an ätherischen Ölen wieder bringt ihn in therapeutische Verwandschaft mit Pfefferminze, aber auch mit Wermut. So sind von den hier beschriebenen Tonica amara Enzian und Tausendguldenkraut die mit der kräftigsten, Bitterklee jedoch der mit der breitesten Wirkung.

Es gibt noch andere Pflanzen, die man wegen ihrer Bitterstoffwirkung in die gleiche Gruppe stellen könnte. Doch sind entweder unliebsame Nebenerscheinungen zu häufig, wie bei der *Chinarinde* (Übelkeit oft schon bei normalen Dosen), oder die Bitterwirkung ist nicht ausgeprägt genug, wie bei *Schafgarbe* und *Bitterorange*. Diese Pflanzen haben an anderer Stelle ihren gesicherten Platz.

*) Siehe auch Böhmig, Das große Buch der natürlichen Heilkunde, Wien — Stuttgart, 1981 und Böhmig, Schlafstörungen, Streß und Nervosität, Wien — Stuttgart, 1982.

Alle Tonica amara haben als Gegenanzeige*) das bestehende Magengeschwür. Es gibt Ausnahmen und Grenzfälle. Aber solche Unterschiede kann nur ein Arzt mit Hilfe diffiziler diagnostischer Maßnahmen feststellen.

Die *dritte Gruppe* der Heilpflanzen, die vorwiegend auf den Magen wirken, ist die der Amara aromatica, das sind die „wohlriechenden" Bitterstoffträger; Pflanzen, bei denen beide, in therapeutisch wirksamer Menge vorkommen: Bitterstoffe *und* ätherische Öle.
Ihre Wirkung ist, dementsprechend, die eines Tonicum amarum, wie Enzian und Tausendguldenkraut, kombiniert mit der, wie sie Kamille, Pfefferminze oder Kümmel und Fenchel haben, bei welchen das ätherische Öl die Heilstoffe enthält: Magensaftanregend, magentonussteigernd, auch allgemein kräftigende Wirkung auf der einen Seite, blähungswidrig, krampflösend und beruhigend auf der anderen. Oder je nach Art des ätherischen Öles auch Förderung von Galleneubildung und Galleausschwemmung.
Drei Pflanzen stehen im Vordergrund: Kalmus, Engelwurz und das Benediktenkraut. Ihre Wirksamkeit wurde von der modernen Pflanzenheilkunde untersucht, ist weitgehend geklärt und gilt als verläßlich.
Die Bitterwirkung ist noch so stark, daß sie manche Menschen, die an Magenübersäuerung leiden, nicht vertragen, und so ist von ihrer Anwendung bei bestehendem Magengeschwür auch abzuraten. Durch die aromatischen Inhaltsstoffe wird die Bitterwirkung jedoch gebremst. So kann vorkommen, daß das Benediktenkraut zwar einen höheren Bitterwert besitzt als Bitterklee (1:1800 gegenüber 1:1500), daß die effektive saftlockende Wirkung jedoch geringer ist.
Das Anwendungsgebiet der Amara aromatica ist das breiteste bezüglich der Verdauungsorgane: sehr deutlich beim Benediktenkraut. Hervorstechende Einzelwirkungen dagegen treten in den Hintergrund. Deshalb werden solche Pflanzen häufig für Teemischungen verwendet. Man kann damit eine erwünschte Wirkung besonders hervorheben.
Wir kennen auch weitere typische Amara aromatica, wie die südamerikanische *Angustura* (Cusparia officinalis). Sie wird in ihrer Heimat vor allem als Gewürz verwendet. Das gleiche gilt für *Kondurango* (Marsdenia Cundurango), die ebenfalls aus Südamerika

*) Gegenanzeige = Kontraindikation. Das bedeutet, daß das Mittel sich in bestimmten Fällen (hier: Magengeschwür) nachteilig auswirken kann.

stammt und bei uns in einer Reihe von Fertigpräparaten enthalten ist. Bei beiden verwendet man die Rinde. Auch der *Wermut* und der *Beifuß* sind Amara aromatica. Ihre vorwiegende Wirkung liegt in der Behandlung der Gallenwegserkrankungen. Sie werden dort beschrieben.

Die *vierte* Gruppe von Heilpflanzen mit vorwiegender Wirkung auf den Magen ist unter den Muzilaginosa zu suchen. Das sind Pflanzen, die sich durch einen außergewöhnlichen Gehalt an Schleimstoffen auszeichnen. Der Schleim legt sich als feine Schutzschicht über die entzündete Magen- oder Darm-Innenwand. Auf diese Weise kann ein lokales Krankheitsgeschehen leichter abheilen. Eine weitere Eigenschaft des Schleimes ist, daß er säurebindend wirkt.
Eine Pflanze, die in therapeutisch wirksamen Mengen auch Schleim enthält, ist der *Lein* (ca. 5% Schleim mit Samen). Er wurde bereits auf Seite 94 abgehandelt. Hier ist als wichtigstes Muzilaginosum für den Magen das *Isländisch Moos* beschrieben. Es enthält neben den Schleimstoffen auch Bitterstoffe, was ihm eine besondere Stellung bei Magenerkrankungen verleiht.
Es gibt weitere schleimstoffhältige Pflanzen, die in der Therapie eine Rolle spielen. Die wichtigsten sollen erwähnt werden: Die Kerne des *Johannisbrotbaumes* (Semen ceratoniae) mit 45% Schleim. Sie enthalten auch Gerbstoffe und werden daher bei Durchfällen gerne gebraucht. Der Baum ist im Mittelmeergebiet kultiviert. Heimisch sind die *Knabenkraut*-Arten (Orchis morio u.a.), welche bis zu 55% Schleimstoffe enthalten. Allerdings steht die Pflanze, weil selten geworden, unter Naturschutz. Aus eingeführtem Material werden Mixturen gegen Durchfälle der Kinder zubereitet. Es werden dazu die Knollen (Salepknollen) verarbeitet.
Im folgenden sind die wichtigsten Heilpflanzen mit vorwiegender Wirkung auf den Magen im einzelnen beschrieben.

DIE ECHTE KAMILLE (MATRICARIA CHAMOMILLA L.)

Vorsichtsmaßnahmen:
Dosen einhalten. Zu große Mengen, über längere Zeit genossen, können Bindehautentzündungen und nervöse Störungen hervorrufen. Auch Kamillendämpfe können die Augen reizen. Innerlich sollte Kamille, um voll wirken zu können, stets auf nüchternen Magen eingenommen werden (vor oder zwischen den Mahlzeiten).

Inhaltsstoffe:
Ätherisches Öl mit Cham-Azulen, welches für die entzündungshemmende Wirkung verantwortlich ist. Die Stoffe Apigenin und Bisabolol haben krampflösende Eigenschaften. Das Bisabolol beugt außerdem nachweislich dem Auftreten von Magengeschwüren vor.
Vorkommen:
Weltweit in mittleren Breiten.
Verwendete Pflanzenteile:
Die Blütenköpfchen.

Die echte Kamille ist sicherlich eine der bekanntesten und meistgebrauchten Heilpflanzen. Sie wird auch, und das ist angesichts des Siegeszuges der modernen Medizin und der industriellen Pharmazeutika besonders augenfällig, immer mehr genutzt. Während es vor dem Zweiten Weltkrieg in ganz Deutschland 80.000 kg Kamille jährlich waren, die den Drogengroßhandel passierten, führte die Bundesrepublik Deutschland allein im Jahre 1971 1,300.000 kg Kamille ein. Großlieferant war früher Ungarn, heute sind es Italien, die Balkanländer und zunehmend Südamerika.
Die Hauptanwendungsgebiete der Kamille sind akute und chronische Erkrankungen von Magen und Zwölffingerdarm. Im Vordergrund stehen hier der entzündungshemmende, der krampflösende und der blähungswidrige Effekt.
Zwei ihrer Hauptstoffe verleihen ihr diese Wirkungen:
1. Das Bisabolol, das eine vorbeugende Schutzwirkung auf die Schleimhäute entfaltet, damit Geschwüre gar nicht erst entstehen, und
2. das Cham-Azulen, das eine heilende Wirkung auf bereits bestehende Geschwüre besitzt.
Deshalb spricht man auch von einer *protektiven* (vorbeugenden) und von einer *kurativen* (heilenden) Wirkung der Kamille.
Die *protektive* Wirkung wurde im Jahre 1972, also vor nicht langer Zeit, von K. Thiemer, R. Stadler und O. Isaac weitgehend geklärt. Zur Erläuterung seien die wichtigsten der Versuchsanordnungen beschrieben: Verabreicht man Ratten in entsprechender Dosierung den Stoff Indometacin, ein häufig gebrauchtes Anti-Rheumamittel, erkranken sie an Magengeschwüren. Wenn man ihnen aber *vorher* das Bisabolol der Kamille oder einen Kamillengesamtextrakt (Kamillentee) verabreicht, bleiben die Geschwüre aus. Angeregt durch die Kamille, bildet der Körper bestimmte Stoffe (sog.

Prostaglandine), welche die normale „Schutzbarriere" der Schleimhaut gegen alles, was Geschwüre erzeugen kann, verstärken.
Das gleiche zeigte sich auch bei den anderen „klassischen Ulkuserregern", wie Äthanol oder Essigsäure. Gibt man vorher Kamille, tritt das Geschwür gar nicht erst auf.
Die Schlußfolgerung, die wir daraus ziehen können, ist einfach: Immer, wenn man ein Medikament braucht, von dem bekannt ist, daß es Magengeschwüre verursachen kann, wie ein guter Teil der chronischen Anti-Rheumamittel, beginnt man zugleich mit der regelmäßigen Einnahme von Kamillentee. Dabei ist wichtig zu wissen, daß bei solchen Mitteln Geschwüre nicht nur auftreten können, wenn man sie ißt, sondern auch wenn man sie als Zäpfchen nimmt oder injiziert bekommt, bei Infusionsserien etwa.
Die natürliche Kamille verhindert so die Nebenwirkungen eines an sich guten chemischen Mittels: eine ideale Zusammenarbeit. Es soll auch erwähnt werden, daß, soweit bisher bekannt, das Bisabolol (exakt: „α-Bisabolol") nur in der Kamille vorkommt. Sie ist also in dieser Hinsicht durch nichts zu ersetzen.
Die *kurative* Wirkung der Kamille wird zur *Ausheilung* bestehender Geschwüre genutzt. Die wirksame Substanz ist das Cham-Azulen, ein blauer Farbstoff, der sich erst bei der Verdunstung bildet. In der frischen Blüte ist er als gelbe Vorstufe enthalten, welche sich dann beim Trocknungsprozeß umwandelt. Die Köpfchen der echten Kamille werden unansehnlich und sehen wie schmutzig aus.
Es gibt eine Kamillenart, die nur wenig von diesen Azulenen enthält. Das ist die Römische Kamille (Anthemis nobilis). Deshalb behält sie beim Trocknungsprozeß ihre schöne, helle Farbe. Davon macht man Gebrauch, indem man sie als verschönerndes Füllmittel der echten Kamille beimengt. Wenn man also in fertigen Teemischungen mit Kamille besonders leuchtend schöne Köpfchen findet, darf man nicht glauben, daß das die besonders wertvollen sind und sie womöglich auslesen. Die wirksamen sind die kleineren schmutziggrünen; nur diese enthalten tragbare Mengen von Cham-Azulen.
Teemischungen beider Kamillen, wie man sie im Handel erhält, sind aber dennoch einwandfrei, denn es gibt eine Bestimmung, wonach Apothekerware von Kamille, wie immer zusammengesetzt, mindestens 0,4 g ätherisches Öl mit Cham-Azulen in 100 g des Gemisches enthalten muß. Dieser Stoff hat einen ausgeprägten entzündungshemmenden und wundheilungsfördernden Effekt. Das wurde schon 1933 von W. Heubner und F. Grabe nachgewiesen. Fast ebenso alt

ist auch die Kur, die zur Ausheilung von akuten und chronischen Entzündungszuständen der Magenschleimhaut — mit oder ohne Geschwür — mit Hilfe der Kamille vorgeschlagen wird. Das wichtigste dabei ist, daß der Kamillentee und mit ihm das Cham-Azulen mit allen Abschnitten der Magenschleimhaut in Berührung kommt, denn es wirkt (im Unterschied zum oben erwähnten Bisabolol) in erster Linie durch den direkten Kontakt. Da man sich dabei nach der Einnahme des Tees in bestimmter Weise „rollen" muß, nennt man diese Kur auch *Rollkur.*

Bei der Technik der Anwendung sind zwei wichtige Punkte zu beachten:

1. Den Tee stets auf nüchternen Magen einnehmen, also vor bzw. zwischen den Mahlzeiten.
2. Die Behandlung erfolgt im Liegen, im Bett oder auf dem Sofa.

Zunächst trinkt man in sehr gemächlichen kleinen Schlucken 1 Tasse warmen, prinzipiell ungezuckerten Kamillentee. Dann legt man sich drei bis fünf Minuten entspannt auf den Rücken. Nun benetzt die Kamille bevorzugt die Hinterwand des Magens. Anschließend rollt man sich auf die rechte Seite und verharrt so ebenfalls drei bis fünf Minuten. Dann auf die linke Seite und schließlich, als letztes, auf den Bauch. Das ganze dauert 12—20 Minuten, dann sind auf diese Weise sämtliche Schleimhautbezirke des Magens erfaßt, und die Kamille ist auch in die kleinsten Falten und Täler gesickert.

Die Wirkung bei *akuten* Unpäßlichkeiten des Magens ist meist verblüffend, die Erleichterung tritt prompt ein und ist auch nachhaltig. Meist genügt in solchen Fällen eine einzige Roll-Anwendung.

Die heilende Wirkung bei *chronischer* Gastritis und/oder Magengeschwüren kommt erst bei einer kurmäßigen Anwendung zum Tragen. Eine solche Kur dauert zwei bis drei Monate, wobei die eigentlichen Beschwerden meist schon viel früher verschwinden.
Ideal wäre 4 x täglich:

1. Morgens vor dem Frühstück,
2. am Vormittag vor der Zwischenmahlzeit,
3. am Nachmittag vor der Zwischenmahlzeit,
4. vor dem Nachtmahl.

Aber auch zwei Behandlungen am Tag führen zum Ziel: Vor dem Frühstück und vor dem Nachtmahl; das reicht besonders dann, wenn man auch von der zweiten großen Pflanze gegen Geschwüre, dem Kohl, Gebrauch macht (siehe Seite 80). Wer später zu Bett zu gehen gewohnt ist, kann eine dritte Behandlung direkt vor dem Schlafengehen bzw. dem „Betthappen" (für Magenkranke durchaus empfohlen) anschließen. Selbstverständlich kann man sich die Teemenge für einen Tag im voraus zubereiten und in der Thermosflasche aufbewahren.

Es gibt Teilextrakte, in denen nur Cham-Azulen enthalten ist, außerdem kann Cham-Azulen seit einigen Jahren auch synthetisch hergestellt werden. Diese Präparate haben einen recht guten Effekt auf die Ausheilung von Gastritis und Geschwüren. Vergleichsuntersuchungen von R. F. Weiss aber ergaben, daß „erst die *Summe* der vorhandenen Inhaltsstoffe . . . die wirkliche Wirkung aus(macht)." Das gilt für die Kamille, aber auch für viele andere Pflanzen: Teilextrakte sind zweite Wahl. Besser wirkt die Gesamtheit der Stoffe im Vollextrakt, im Tee, in der Tinktur, im „Wasser", im Fluid-Extrakt, was eben bei den verschiedenen Pflanzen an *vollinhaltlichen* Darreichungsformen üblich ist*).

Die Kamille besitzt noch weitere vorteilhafte Wirkungen auf die Verdauung, zusätzlich zum geschwürvorbeugenden und geschwürheilenden Effekt, welche, wie beschrieben, in erster Linie auf den Gehalt an Bisabolol und Cham-Azulen beruhen. Und zwar wirkt sie auch blähungswidrig und krampfstillend. Beide Wirkungen treten nach der Einnahme des Tees recht prompt ein, sodaß sich die Kamille auch als Sofortmittel gegen akute Blähungen und akute Krampfzustände des Magens eignet. Die blähungswidrige Wirkung beruht darauf, daß größere Luftblasen im Magen in viele kleine und kleinste zerlegt werden. In dieser Form kann sie dann die Schleimhaut aufsaugen. Gleichzeitig kommt es, über Reflexbögen, zur Entkrampfung.

Deshalb ist die Kamille besonders auch beim sogenannten *gastrokardialen Symtomenkomplex* gut wirksam. Das ist eine Störung, welche bei den Menschen, die darunter leiden, meist besser unter dem Namen ihres Entdeckers Roemheld bekannt ist. Dabei kommt es,

*) Es gibt Ausnahmen, so bei den emodinhältigen Abführmitteln, welche man durch Entfernung ihrer Harze entschärft. Hier wird die Milderung einer *überbetriebenen* Wirkung des Vollextraktes angestrebt.

teils durch eine übergroße Magenblase, teils über Nervenreflexe, zu Herzbeschwerden wie bei Angina pectoris. Wenn man dann rülpsen kann, wird es meist besser, oft aber gelingt das nicht. Auch hier können einige betont langsam getrunkene Schlucke Kamillentee Erleichterung bringen.

Schließlich ist noch zu erwähnen, daß von der Kamille auch eine antitoxische Wirkung nachgewiesen wurde (Kienholz, 1962). Sie ist imstande, Giftstoffe, die im Magen-Darmtrakt durch Bakterien gebildet werden, abzufangen und zu vernichten. So genügten im *Laborversuch* die Wirkstoffe von 1/10 Gramm (!) Kamille, um „das dreifache der Staphylokokken-Giftmenge innerhalb von 2 Stunden zu vernichten, die bisher als höchste Giftkonzentration im menschlichen Organismus gefunden wurde. Die Streptokokkengifte erwiesen sich als noch empfindlicher."

Natürlich kann man das Ergebnis eines Laborversuches nicht so ohne weiteres auf das Körpergeschehen übertragen, aber nach allem, was wir heute über die Kamille wissen, werden wir uns eines Gefühls der Hochachtung für diese kleine Blume nicht erwehren können. Dabei dürfen wir aber auch nicht vergessen, daß es gerade die chemische Arzneimittelforschung, zu Unrecht oft geschmäht (allerdings nur von Laien), war, die all das aufgeklärt hat, und müssen auch ihr unsere Hochachtung aussprechen.

Die Anwendungen der Kamille

1. Der Tee:

1—2 Teelöffel Blüten werden mit einem Viertelliter heißem Wasser überbrüht. Wie bei allen Pflanzen, deren Hauptinhaltsstoffe im ätherischen (flüchtigen) Öl sind, *gedeckt* 10 Minuten ziehen lassen. Abseihen, gut warm in kleinen Schlucken trinken.

2. Der Absud:

1—2 Teelöffel mit einem Viertelliter Wasser kalt ansetzen, zum Sieden erhitzen und 2 Minuten auf kleiner Flamme zugedeckt kochen lassen. Abseihen. 2—3 Tassen täglich zur *Unterstützung* von Wurmkuren.

In gleicher Weise wird die Kamille für Umschläge sowie für Hand-, Fuß-, Sitz- und Vollbäder zubereitet, nur in entsprechend größeren Mengen:

Hand-Fuß-Sitzbäder: 40 g Kamille auf 1 Liter Wasser.

Vollbäder: 200 g Kamille auf 2—3 Liter Wasser.

Man läßt in diesen Fällen noch 10 Minuten ziehen, bevor man abseiht und den Absud dem Badewasser zusetzt. Für Badezwecke verwendet man gewöhnlich die billigere Form: Flores chamomillae pro balneo („Badekamillen") oder, einfacher, den fertigen Badezusatz in Portionsbeuteln zu 40 g.

3. Andere Fertigzubereitungen (Gesamtextrakte)

a) Die Tinkturen (Tinctura chamomillae):
1 Eßlöffel auf 1 Tasse heißes Wasser.

b) Der Flüssig-Extrakt (Extractum chamomillae fluidum):
30 Tropfen auf 1 Tasse heißes Wasser.

c) Das Wasser (Aqua chamomillae):
unverdünnt, eßlöffelweise.

d) Das Öl (Oleum chamomillae atherum):
Dieses wird zur Zubereitung von Salben verwendet, aber auch für Ohrentropfen.

Frischpflanzenpräparate sind ebenfalls gebräuchlich.

Sammeltips

Obwohl die Kamille in unseren Landen durch Schädlingsbekämpfung und Kunstdüngung deutlich zurückgegangen ist, zahlt es sich aus, sie selbst zu sammeln, zumal sie nicht zu den gerade billigen Heilpflanzen zählt. Dabei darf man sie nicht mit ihren Verwandten, den Hundskamillen (Anthemis arvensis) verwechseln, welche gebietsweise häufiger vorkommen als die echte Kamille und auch ähnliche Standorte bevorzugen.

Die Unterscheidungsmerkmale sind:

a) Der Geruch: Die Hundskamillen riechen nach „Hundehütte", die echte Kamille angenehm aromatisch. Nicht verläßlich ist dieses Zeichen bei der schönen Römischen Kamille (Anthemis nobilis), welche ebenfalls zur Gattung der Hundskamillen gehört, aber angenehm riecht. Die häufig mit der echten Kamille vergesellschaftete geruchlose Kamille (Matricaria inodorata) riecht nach gar nichts.

b) Viel verläßlicher: die *Form des Blütenbodens.* Dieser ist *nur* bei der echten Kamille innen hohl. Wenn man den Blütenboden der Länge nach aufschneidet, findet man diesen Hohlraum. Die anderen, wirkstoffarmen Verwandten der echten Kamille sind hier durchgehend markerfüllt.

c) Bei der *reifen* echten Kamille stehen die weißen Blätter nach unten, bei den anderen Arten seitlich strahlenförmig gerade.

Die echte Kamille wird drei bis fünf Tage nach dem Aufblühen gesammelt, da zu diesem Zeitpunkt die Wirkstoffe am konzentriertesten sind. Das ist zwischen Mai und Juni. Die Köpfchen sollen beim Sammeln völlig trocken sein. Wenn man sie taufeucht oder regennaß sammelt, bildet sich durch Verdunstung das wertvolle Cham-Azulen zu früh und verfärbt die Kamille dunkelblau bis schwarz.
Die gesammelten Blütenköpfchen werden im Schatten getrocknet und luftdicht aufbewahrt.
Weit verbreitet ist in Mitteleuropa auch die strahlenlose Kamille (Matricaria discoidea). Diese wirkt nicht auf den Magen, doch ist sie ein gutes und vor allem ungiftiges Wurmmittel.

DIE PFEFFERMINZE (MENTHA PIPERITA L.)

Vorsichtsmaßnahmen:
Nicht Kleinkindern verabreichen! Deren empfindlichere Rachen- und Bronchialschleimhaut kann auf das Menthol mit Schwellungen reagieren.
Inhaltstoffe:
Ätherisches Öl mit bis zu 60% Mentholgehalt. Gerb- und Bitterstoffe.
Vorkommen:
Die Urheimat ist Ostasien. Heute in der ganzen Welt verbreitet. Zu medizinischen Zwecken werden feldmäßige Kulturen angelegt, welche alle Abkömmlinge einer Zufallskreuzung sind, die im Jahre 1696 in England entstand. Wild wachsend kommt die echte Pfefferminze nur selten vor, da sie sich innerhalb weniger Jahre zu einer krausblättrigen Form mit geringerem Wirkstoffgehalt zurückbildet.
Verwendete Pflanzenteile:
Die Blätter.

Wie die Kamille ist die Pfefferminze eine Pflanze, welche hauptsächlich auf Grund des in ihr enthaltenen ätherischen Öles wirkt. Sie hat auch eine besondere Beziehung zu Störungen des Magens. Dennoch ist ihre Wirkung gänzlich anders gelagert. Aus dieser kann man vier Hauptangriffspunkte herausschälen.

1. Die Pfefferminze setzt die Empfindlichkeit der Magenschleimhaut herab. Daraus resultiert ihr beruhigender Effekt bei Magenübelkeit und Brechreiz. Diese Wirkung setzt sehr prompt ein und ist in ihrer Intensität an den Mentholgehalt der Minze gebunden. Wenn man Menthol auf die Haut reibt, werden die kälteempfindlichen Nervenendigungen gereizt, und dadurch kommt es zu einer leichten „Vereisung“. Schmerzen werden besser ertragen und Juckreiz — in Wirklichkeit nichts anderes als laufende kleine, unterschwellige Erregungen von Schmerzfasern — wird oft gänzlich beseitigt. Im übertragenen Sinn reagiert die Magenschleimhaut, wobei hier Übelkeit für Juckreiz steht.
Für diese Teilwirkung ist, zumindest theoretisch, nicht die ganze Minze notwendig. Menthol allein in entsprechender Dosis wirkt auch.

2. Für den zweiten Hauptangriffspunkt, Steigerung der Gallebildung, gilt das nicht. Hier ist nur das Zusammenwirken aller Stoffe erfolgreich. In Versuchen konnte man feststellen, daß Pfefferminztee den Gallefluß um das neunfache erhöhen kann. Diese Mehrproduktion erfolgt aber nicht auf einen Schlag, was unangenehme Folgen haben könnte, sondern beginnt nach Genuß des Tees ganz allmählich und schonend. Das Menthol hat dabei eine ganz andere Funktion: Es wird vom Darm aufgenommen, in den Blutkreislauf gebracht und von der Leber in die kleinen Gallengänge wieder ausgeschieden. Dort entfaltet es eine hervorragende desinfizierende Wirkung. So wird ausgeschwemmt und zugleich gereinigt.

3. Auch im Magen- und Darmbereich können Giftstoffe auftreten, besonders solche, die bei Gärungsprozessen entstehen; das ist meist bei ungenügender Kohlenhydratverdauung der Fall: So ist die Minze besonders empfehlenswert, wenn ein Mensch sich möglichst schnell an Rohkost gewöhnen will; oft gibt es hier Schwierigkeiten mit dem ungewohnt großen Angebot an Zellulose: Blähungen auf Gärungsbasis. Hier kann die Minze den Einstieg in die Diät erleichtern.

4. Schließlich hat die Minze krampflösenden und *direkten* blähungswidrigen Effekt, ähnlich wie die Kamille. Während die oben erwähnte blähungsverhindernde Wirkung durch Bindung von Giftstoffen mehr chemischer Natur ist, handelt es sich hier um einen physikalischen Vorgang. Die Oberflächenspannung bereits bestehender großer Gasblasen in Magen und Darm wird herabgesetzt. Dadurch entstehen viele kleine und kleinste Bläschen, die dann leicht resorbiert werden können.

Ähnlich wie auf die Leber wirkt die Pfefferminze auch auf die Bauchspeicheldrüse. Sie hat überhaupt eine reinigende und entschlackende Wirkung auf alle sezernierenden (säftebildenden) Organe und Zellen des Körpers. Deshalb spielt sie als Yin-reinigender *) Tee für den Sommer eine große Rolle. Hier wird sie zwischen 6. und 21. Juni genommen.
Im Altertum wurde die Minze hauptsächlich als potenzsteigerndes Mittel verwendet. Doch handelte es sich dabei nicht um unsere Pfefferminze, die es ja erst seit 1696 gibt, sondern um die in den Mittelmeerländern vorkommende Polei-Minze (Mentha pulegium). Diese enthält wenig Menthol, dafür als Hauptbestandteil den Stoff Pulegon, der stark giftig wirken kann. Heute wird die Polei-Minze nur mehr zum Vertreiben von Insekten benutzt. Einer ihrer Namen ist auch Flohkraut. Wer sich daraus einen Kopfschmuck flicht, wird seine Läuse los.
Wir verwenden nur die Pfefferminze. Nach dem Gesagten ist ihre große Stärke bei jenen Magenleiden zu suchen, hinter denen sich chronische Gallenwegserkrankungen verbergen. Solche sind weniger durch ausgeprägte Schmerzhaftigkeit charakterisiert, sondern mehr durch dumpfes Völlegefühl mit dem Empfinden, man habe einen Stein im Magen. Genau genommen begleitet der Magen die Erkrankungen nur, man spricht auch von einer Begleitgastritis, der Gastritis infolge eines anderen Geschehens. Bei den echten akuten und chronischen Magenerkrankungen wirkt die Pfefferminze nicht, weil ihr eine entzündungshemmende Substanz wie das Cham-Azulen der Kamille fehlt.

Die Anwendungen der Pfefferminze

1. Der Tee: 2 Teelöffel Pfefferminzblätter werden mit einem Viertelliter siedendem Wasser überbrüht. 10 Minuten gedeckt ziehen lassen, abseihen. Warm und schluckweise trinken. Im Unterschied zur Kamille kann der Tee auch *nach* den Mahlzeiten getrunken werden, wenn eine milde verdauungsanregende Wirkung erwünscht ist. Sonst zwischen den Mahlzeiten. Üblicherweise wird der Tee ungesüßt genossen. Er ist aber auch als Schlaftrunk (mit Honig) beliebt. In diesem Fall bereitet man den Tee dünner zu.

*) Körper-Material reinigend. Siehe auch Böhmig, Das große Buch der natürlichen Heilkunde, Wien — Stuttgart, 1981.

Wohlschmeckender als die getrockneten Blätter sind die frischen, aus denen man ebenfalls einen Tee bereiten kann. Gartenbesitzer können die Pfefferminze zu diesem Zweck selbst ziehen.

2. Der Absud: Kalt ansetzen, zwei Minuten gedeckt auf kleiner Flamme kochen lassen, abseihen. Gut zum Gurgeln, bei Zahnfleischentzündungen und bei schlechtem Atem.
Fertigzubereitungen:
a) Die Tinktur (Tinctura menthae piperitae):
10—20 Tropfen in Wasser. Die Tinktur ist mehr für den gelegentlichen Gebrauch gedacht. Für die kurmäßige Anwendung ist der Tee vorzuziehen.
b) Das Wasser (Aqua menthae piperitae):
Wird unverdünnt eßlöffelweise genommen. Es dient als Tee-Ersatz, wirkt aber schwächer.
Es gibt zahlreiche Teemischungen, an denen die Pfefferminze beteiligt ist.
Das Öl wird in erster Linie äußerlich verwendet. Es gibt auch „Migränestifte“ mit Pfefferminze als Hauptbestandteil.
Etwas vernachlässigt ist das Würzen von Speisen mit Pfefferminze. Suppen, Salate, Gemüse, Fische und Käsesorten gewinnen durch Pfefferminze oft an Geschmack und sind vor allem bekömmlicher.

Sammeltips

Die echte Minze kommt wildwachsend selten vor. Man könnte ihre Rückbildungsform, die Krauseminze (Mentha crispa), sammeln, deren Blätter rund sind. (Die Blätter der Pfefferminze sind breit und spitz auslaufend.) Doch ist der Wirkstoffgehalt nicht so gut wie bei der Pfefferminze und vor allem unverläßlich, weil stark schwankend. Die Erntezeit wäre jedenfalls zwischen Juli und Oktober, je nach Höhen- und Breitenlage, stets aber knapp vor der Blüte. Der Trocknungsprozeß muß schnell erfolgen, um das ätherische Öl zu erhalten. Luftdicht aufbewahren. Da die Pfefferminze ein billiges Kraut ist, wird Selbstsammeln selten notwendig sein.

DIE MELISSE (MELISSA OFFICINALIS L.)

Vorsichtsmaßnahmen:

Keine besonderen.

Inhaltsstoffe:

Ätherisches Öl mit Citronellal, Citral, Citronellol, Linalool, Geraniol und ähnliche Stoffe, die von der Struktur her Terpene darstellen und die nur in ihrer Gesamtheit die typische Melissenwirkung — Beruhigung der (Magen-)Nerven — erzielen. Eine ähnliche Zusammensetzung hat das Zitronellgras (Cymbopogon nardus), welches als Basiskraut für die Herstellung des Karmelitergeistes dient. Beide, die Melisse und das Zitronellgras, haben die gleiche Wirkung.

Vorkommen:

Wild im Mittelmeergebiet. In Mitteleuropa kultiviert. Das Zitronellgras wächst in Südostasien und ist vor allem in Java kultiviert.

Verwendete Pflanzenteile:

Die Blätter.

Während bei der Kamille die krampflösende Wirkung, der entzündungshemmende Effekt und die Vorbeugung bzw. Besserung von Geschwürleiden im Vordergrund stehen, bei der Pfefferminze die übelkeitbeseitigende, die gärungswidrige und die leberentstauende, ist es bei der Melisse der beruhigende Effekt und die entspannende Wirkung, die sie zur dritten großen Heilpflanze gegen akute Störungen des Magens machen.

Auf Grund dieser *sedierenden* Eigenschaften eignet sie sich vor allem bei nervösen Magenleiden. Oft sind es „nur" die Nerven, welche die Magenbeschwerden verursachen. Man spricht dann von einer Magen-Neurose oder von einer funktionellen Gastropathie, dem „nervlich bedingten Magenleiden". In solchen Fällen wirkt die Melisse für sich alleine.

Da aber häufig nervöses Geschehen und echtes organisches Leiden kombiniert vorkommen, wird man auch die Pflanzen kombinieren: Melisse mit Kamille oder Melisse mit Pfefferminze, je nach Art der Störung.

Die Melisse beruhigt nicht nur den erregten Magen, sondern insbesondere auch das nervöse Herz und beugt so Einschlafstörungen vor, welche auf Beklemmungszuständen beruhen. Darüber hinaus konnte man feststellen, daß sie einen direkten Angriffspunkt auf jene Hirnareale besitzt, welche unser Bewußtsein gegen überstarke Reize schützen soll. Das ist das sogenannte limbische System im Inneren des Gehirns. Hier setzen auch die viel (allzuviel) verwendeten chemischen Tranquilizer an. Dementsprechend bezeichnet man die Melisse als Phyto-Tranquilizer, als pflanzliches Beruhigungsmittel (E. Holm).

Chemisch zählen die Wirkstoffe der Melisse zu den Terpenen. Diese entfalten ihren beruhigenden und entspannenden Effekt in relativ kleinen Dosen. Dosissteigerungen bringen keine entsprechende Zunahme der Wirkung. Es hat also wenig Sinn, die angegebenen Dosen zu verdoppeln, wenn man mit der Wirkung nicht zufrieden ist. In solchen Fällen wird man vielmehr eine andere Pflanze zur Unterstützung heranziehen: Wenn es sich um die allgemeine Beruhigung handelt, Baldrian, Passionsblume, Hafer oder Hopfen *), wenn es sich speziell um den Magen dreht, Kamille oder Pfefferminze. Besonders letztere Kombination ist sehr beliebt und sagt auch geschmacklich zu.

Die Melisse hat auch eine blähungswidrige Wirkung, welche allerdings schwächer ist als bei Kamille und Pfefferminze. Erwähnenswert ist noch, daß auch die Melisse zu jenen Pflanzen gehört, bei denen man feststellen konnte, daß nur die Gesamtheit der Inhaltsstoffe die volle Wirkung bringt. Keine der isolierten Einzelsubstanzen kann diese auch nur annähernd erzielen (Wagner und Sprinkmeier 1973). Wird die Melisse für den Magen verwendet, soll man *nicht* süßen (auch nicht mit Honig).

Die Anwendungen der Melisse

1. Der Tee: 1—2 Teelöffel Melissenblätter werden mit einem Viertelliter siedendem Wasser überbrüht. 10 Minuten gedeckt ziehen lassen, abseihen. In Schlucken trinken. Bei allgemeinen nervösen Störungen ist auch die kurmäßige Anwendung beliebt: 3 Tassen täglich, 4 Wochen lang.

2. Das Wasser: (Aqua melissae) ist im Handel erhältlich. Es wirkt schwächer als der Tee. Einzeldosis: 1—2 Eßlöffel.

3. Der Melissengeist: (Spiritus melissae): 60 g getrocknete Melissenblätter mit 1 Liter 45prozentigem Alkohol oder Branntwein übergießen. Dazu je 10 Prisen Gewürznelken, Koriander, Zimt und

*) Siehe Böhmig, Schlafstörungen, Streß und Nervosität, Wien — Stuttgart, 1982.

Muskatnuß, ferner 1 Zitronenschale. 1 Woche im Schatten ziehen lassen, abfiltern. In gut verschlossener Flasche aufbewahren. Mehrmals täglich (oder bei Bedarf) 1 Teelöffel in Wasser.
Der Klosterfrau-Melissengeist ist ein echtes Melissendestillat. Die Einzeldosis: 20—30 Tropfen.
Der Karmeliter-Geist dagegen enthält keine Melisse, obwohl er Spiritus melissae compositus heißt. Wohl aber enthält er das *indische* Melissenöl, welches von einer dort heimischen Grasart stammt (Cymbopogon nardus). Die Wirksamkeit ist die gleiche wie die der heimischen Melisse. Einzeldosis: 10—30 Tropfen in Wasser.

Melisse als Gewürz

Als Gewürz ist sie unter dem Namen Zitronenmelisse bekannt. Das ist keine besondere Melissenart, sondern entspricht der Heilpflanze. Man verwendet sie bevorzugt für fette Fleisch- und Fischsorten, wie Schweine- und Lammfleisch, Aal und Karpfen. Auch manche fette Käsesorten, welche man, wie die fetten Fleisch- und Fischarten, ohnedies nur gelegentlich des Feingeschmackes willen und nicht so sehr als regelmäßiges Nahrungsmittel genießen sollte, gewinnen durch die Melisse an Aroma und Verträglichkeit.

Sammeltips

In Mitteleuropa wird die Melisse zu medizinischen Zwecken in Kulturen gezüchtet. Frei (wild oder verwildert) findet man sie nur in Süd- und Westeuropa. Wie viele Unkraut- oder Heilpflanzen wächst sie am liebsten in der Nähe von Schuttablageplätzen, alten Gemäuern, verwilderten Hecken, jedenfalls fern von „Kultur“, dafür nah den Bienen, welche die Melisse besonders lieben. Sie heißt ja auch „Bienenkraut“ oder „Immenblatt“. Geerntet wird allerdings, bevor die Bienen kommen, also *vor* der Blüte, welche zwischen Mitte Juni und August erfolgt. Die jungen Blätter werden gesammelt und schonend getrocknet, am besten im Schatten. Zerkleinern und luftdicht aufbewahren.

DER GELBE ENZIAN (GENTIANA LUTEA L.)

Vorsichtsmaßnahmen:
Für den übersäuerten Magen *nicht* geeignet. Hier können die Beschwerden verstärkt werden! Enzian ist ein Mittel für den

schlaffen, säure*armen* Magen. Nicht bei bestehenden Magengeschwüren verwenden! In den ersten Monaten der Schwangerschaft wird Enzian gewöhnlich *nicht* gut vertragen: Schwangerschaftserbrechen kann — als Folge der verstärkten Magensäureproduktion durch Enzian — verschlechtert werden!

Inhaltsstoffe:

Bitterstoffe, sehr ähnlich dem Tausendguldenkraut: Amarogentin, Gentiopikrin, Gentiamarin. Das Amarogentin verspürt die menschliche Zunge noch in einer Verdünnung von 1:50.000. Damit ist es der stärkste bisher bekannte Bitterstoff (F. Korte).

Vorkommen:

In Kulturen in mittleren Breiten. Der blaue Gebirgsenzian ist medizinisch *nicht* von Bedeutung und steht unter strengem Naturschutz. Selbst sammeln ist somit in jeder Hinsicht sinnlos.

Verwendete Pflanzenteile:

Die Wurzel.

Von allen für Heilzwecke üblichen pflanzlichen Darreichungsformen schmeckt die Enzianwurzel am bittersten. Man kann den Gesamtextrakt auf 1:20.000 verdünnen, und die menschliche Zunge schmeckt den Enzian immer noch heraus. So tritt der seltene Fall ein, daß auch die homöopathischen Tropfen von Enzian — man verwendet Niederpotenzen bis D_3 = 1:1000 — ihre Grundsubstanz noch gut erkennen lassen. Das reine Amarogentin, einen der Hauptwirkstoffe des Enzian, verspürt man sogar noch in einer Verdünnung von 1:50.000; das entspricht einem Teelöffel Substanz, aufgelöst in 50 Liter Wasser. Dieses Amarogentin wurde erst vor wenigen Jahren entdeckt und verdrängte das bis dahin als „Bitterkönig" führende Brucin der Brechnuß an die zweite Stelle *).

Der Enzian ist auch das reinste Bittermittel, das wir besitzen. Neben Bitterstoffen sind in ihm nur unbedeutende Mengen an ätherischem Öl und nur wenige Gerbstoffe enthalten. Deshalb ist seine Wirkung auf Magen und Verdauung eindeutig gelagert und einem reinen Amarum tonicum = einem kräftigenden Bitterstoffmittel entsprechend:

*) Für Menschen. Andere Lebewesen, wie Fische oder Schmetterlinge, besitzen ein ungleich feineres Geschmacksempfinden auf für sie wichtige Stoffe. 1:50.000 wäre für sie unter Umständen unerträglicher Gestank.

1. Anregung der Magensaftbildung,
2. Kräftigung der Magenwand,
3. Normalisierung der Magenbeweglichkeit.

So hilft Enzian besonders beim saftlosen, säure-schwachen Magen, bei der Magensenkung mit flauer und verzögerter Magenverdauung: Also wenn man das Gefühl hat, daß alles im Oberbauch hängen bleibt und nichts weitergeht. Größere Mahlzeiten werden nicht gut vertragen, nach dem Essen ist man nicht frisch gesättigt und gekräftigt, sondern unangenehm müde.
Hier greift Enzian als in jeder Hinsicht anregendes Mittel ein. Enzian fördert nämlich nicht nur die Magenverdauung, sondern hat auch — teils über Magenschleimhautreflexe, teils durch direkten Angriff auf nervöse Zentren — eine psychisch anregende Wirkung. Nach Dr. Edward Bach ist der Enzian die Heilpflanze für den „rasch Entmutigten" *).
Wegen seiner magensäurelockenden Wirkung aber vertragen Menschen mit empfindlichem Reizmagen und Neigung zu Übersäuerung den Enzian in den üblichen Zubereitungsformen der Pflanzenheilkunde nicht. Sie haben ihn, was den Magen anbetrifft, auch nicht nötig. Wer in solchen Fällen allein die psychisch anregende Wirkung des Enzian nutzen will, greift besser zur homöopathischen Form: Gentiana D_1 bis D_3 (1:10 bis 1:1000). Gebraucht man Enzian zu Verdauungszwecken, nimmt man ihn stets direkt vor den Mahlzeiten. Da er Magensäfte, Magenmuskulatur und darüber hinaus sogar das Blut in „Speise-Erwartung" bringt, sollte man nach jeder Enziangabe auch wirklich etwas essen. Das schränkt natürlich den Gebrauch des mancherorts sehr beliebten Enzianschnapses auf ein zweckentsprechendes Maß ein: Auf die Anzahl der Hauptmahlzeiten.

Die Anwendungen von Enzian

Der Tee:

1 Teelöffel klein geschnittener Wurzeln in einem Viertelliter Wasser kalt ansetzen, zum Sieden erhitzen und 5 Minuten kochen lassen. 3 Minuten ziehen lassen, abseihen. Vor den Hauptmahlzeiten mäßig warm trinken.

*) Siehe auch Böhmig, Schlafstörungen, Streß und Nervosität, Wien — Stuttgart, 1982.

Milder ist der *Kaltauszug:*
Dieselbe Menge über Nacht kalt ansetzen, morgens umrühren, abseihen, vor Gebrauch leicht erwärmen.

Die *Tinktur:* (Tinctura gentiana):
Einzeldosis 30 Tropfen.

Der *Flüssig-Extrakt:* (Extractum gentianae fluidum):
Einzeldosis: 20 Tropfen.

Es gibt auch Enzian-Pillen, welche je 1/2 Gramm der pulverisierten Wurzel enthalten.
Außerdem ist Enzian in einer Reihe von bekannten Fertigpräparaten mitenthalten. So in der „Tinctura amara" — neben Tausendguldenkraut, Bitterorange und Ingwer. Im Kneipp'schen Verdauungstee neben Fenchel, Engelwurz, Gänsefingerkraut u.a. In den Montana-Haustropfen neben Pfefferminze, Medizinalrhabarber, Baldrian u.a.
Enzian steht unter strengem Naturschutz und darf nicht selbst gesammelt werden. Auch kann man den gelben Enzian mit dem sehr giftigen Weißen Germer (Veratrum album L.) verwechseln. Und der blau blühende Gebirgsenzian ist für medizinische Zwecke nicht verwendbar.
Der im Handel erhältliche Enzian stammt aus Kulturen folgender Arten: Gentiana lutea, Gentiana purpurea, Gentiana pannonica und Gentiana punctata.

DAS TAUSENDGULDENKRAUT (CENTAURIUM ERYTHRAEA RAF.)

Vorsichtsmaßnahmen:
Unverträglichkeit bei bestehenden Magengeschwüren und Neigung zu Übersäuerung möglich. Sonst keine besonderen.
Inhaltsstoffe:
Die Bitterstoffe Amarogentin, Gentiopikrin und Swertiamarin, die so intensiv „schmecken", daß man sie noch in einer mehrtausendfachen Verdünnung deutlich spürt. Sie sind die eigentlich wirksamen Substanzen des Tausendguldenkrautes.
Vorkommen:
An feuchten Waldrändern und moorigen Wiesen. Das Tausendguldenkraut ist standorttreu, kann aber durch übertriebenes Sammeln ausgerottet werden: Stets mindestens ein Drittel stehen lassen!

Verwendete Pflanzenteile:
Das ganze Kraut oberhalb der Grundrosette.

Nach der neueren botanischen Nomenklatur heißt das Tausendguldenkraut Centaurium minus, womit zum Ausdruck kommt, daß es sich um ein kleines, unscheinbares Gewächs mit bescheidenen rötlichen Blüten handelt, welche sich nur bei voller Sonne öffnen. Was aber seine Heilanwendungen anbetrifft, gehört es nicht nur in der Volksmedizin zu den ganz großen Pflanzen. Der deutsche Name dürfte auf Zentaur (Pferd-Mensch der griechischen Sage) zurückgehen. Daraus wurde centum aurum = „Hundert Gold" und das schließlich auf Tausendgülden aufgewertet. Die Pflanze war auch von alters her wegen ihrer Heilkraft hochgeschätzt: zur Wundbehandlung, gegen Hautausschläge, zur Blutreinigung ebenso wie zur Blutbildung, bei Leberleiden, bei Fettsucht und gegen Fieber wurde sie empfohlen. Dr. Edward Bach hebt seine psychisch-tonisierende Wirkung hervor und empfiehlt das Tausendguldenkraut allen „stillen, freundlichen und zuvorkommenden" Menschen, welche „überängstlich darauf aus sind, anderen zu dienen" und die dabei „gerne ihre eigene Kraft überschätzen". Das Tausendguldenkraut gibt ihnen Kraft, durchzuhalten. Aber auch denen, welche „sittlich sein wollen, sich aber leicht verführen lassen", ist das Kraut von Bach empfohlen. Ihnen gibt es die Kraft zu widerstehen.

Im Vergleich dazu nehmen sich die Empfehlungen für Tausendguldenkraut im Rahmen dieses Buches wenig poetisch aus. Wie der Enzian bewirkt es:

1. Vermehrung der Magensaftproduktion,
2. Kräftigung der Magenwandung,
3. Verbesserung der Magenbeweglichkeit.

Die diesbezüglich wirksamen Hauptinhaltsstoffe sind ja auch die gleichen wie beim Enzian: Amarogentin und Gentiopikrin. Die Stoffe sind nicht so dicht wie in der Enzianwurzel enthalten, dementsprechend ist auch der „Bitterwert" geringer. Beim Tausendguldenkraut verspürt man den bitteren Geschmack noch bei einer Verdünnung von 1:3500 (bei Enzian 1:20.000). Dementsprechend hat man das Tausendguldenkraut in Hinblick auf die Magenwirkung auch als Enzianersatz bezeichnet. Das stimmt weder sachlich noch dem Wesen nach. Denn das Tausendguldenkraut besitzt zusätzlich zu den reinen Bitterstoffen mehr an ätherischem Öl und mehr Harze als Enzian. Dadurch erweitert sich die Wirkung gegenüber diesem: Mild abführend und über einen zusätzlichen Mechanismus appetitanregend. So ist in einem besonderen Anwendungsgebiet, bei der Anorexia nervosa, eine eigentümliche Form von Eßunlust, welche bevorzugt junge Mädchen befällt und zu dramatischen Abmagerungen führen kann, das Tausendguldenkraut oft das einzige Mittel, welches diesen Zustand durchbrechen kann. Deshalb, weil das Tausendguldenkraut nicht nur magensaftfördernd wirkt, sondern auch an der Psyche an richtiger Stelle ansetzt. Diese Mädchen sind nämlich meist von der „übermächtigen Idee" besessen, extrem schlank sein zu wollen. So kann Nahrungsaufnahme-Verweigerung zu einem (fehlgeleiteten) Reflex — mit Ekel und Erbrechen — führen.

Nach Bach aber wirkt Tausendguldenkraut insbesondere auch dann, wenn jemand zu sehr „besorgt ist, anderen zu gefallen", und wenn man „überempfindlich ist gegenüber Einflüssen und Ideen". (Twiggy-Propaganda der sechziger Jahre.)

So ist das Tausendguldenkraut auf Grund der Gleichartigkeit der Wirkstoffe in einer Hinsicht gewiß eine Art „schwächerer Enzian", in anderer Weise aber erweitert es dessen Wirkungsprofil.

Die allgemeine Wirkung des Tausendguldenkrautes greift tief in unseren Stoffwechsel ein. Giftstoffe, die, wie man im Volksmund sagt, „das Blut verdicken", werden entfernt. So ist die Pflanze auch bei älteren Menschen sehr beliebt. Und es reinigt den Körper von all den Schlacken, welche sich, psychisch und körperlich, im Laufe eines Jahres ansammeln können. Deshalb ist es auch als Yin-reinigender Tee für den Ausklang des Jahres empfohlen (vom 6. — 21. Dezember) *).

Die Anwendungen von Tausendguldenkraut

Der Tee:

1—2 Teelöffel Kraut mit einem Viertelliter Wasser überbrühen, 15 Minuten ziehen lassen, abseihen. Lauwarm bewußt in Schlucken vor den Mahlzeiten trinken.

*) Siehe auch Böhmig, Das große Buch der natürlichen Heilkunde, Wien — Stuttgart, 1981, Seite 63—82.

Der Kaltauszug:
1—2 Teelöffel werden in einem Viertelliter Wasser kalt angesetzt. Über Nacht ziehen lassen. Gut umrühren, abseihen. Bei Bedarf auf Trinktemperatur erwärmen.

Die reine Tinktur
von Tausendguldenkraut ist kaum gebräuchlich, doch ist die Pflanze wesentlicher Bestandteil der *Tinctura amara:* neben Enzian, Bitterorange und Ingwer. Die *Tinctura aromatica amara* enthält zusätzlich Zimt und Galgant.
Einzeldosen der Tinkturen: 30 Tropfen vor den Mahlzeiten.

Der Tausendguldenkraut-Wein
Je 30 g Tausendguldenkraut und Minze sowie eine ganze Zitrone, mit der Schale in kleine Würfel geschnitten, werden in 1 Liter mildem Weißwein 10 Tage lang angesetzt. Abseihen und verschlossen aufbewahren. Ein halbes Glas vor den Mahlzeiten.

Sammeltips

Das Kraut, das moorige Wiesen und feuchte Waldränder bevorzugt, wird zur Blütezeit (Juli bis September) geerntet. Man schneidet es oberhalb der bodenständigen Blattrosette ab. Dabei darf nicht stören, daß um diese Zeit die Blätter der Rosette gewöhnlich bereits verwelkt sind. Das ist normal und zeigt geradezu an, daß das Tausendguldenkaut erntereif ist. Man sollte es sammeln, wenn der letzte Tau getrocknet ist (Mittagsstunden). Gebündelt an einem luftigen Ort zum Trocknen aufhängen.

DER BITTERKLEE (MENYANTHES TRIFOLIATA L.)

Vorsichtsmaßnahmen:
Keine besonderen. In der Schweiz naturgeschützt.
Inhaltsstoffe:
Die Bitterstoffe Foliamenthin, Dihydrofoliamenthin und Swerosid. Auch die Terpene Gentiamin und Gentianidin haben bitteren Geschmack, so daß man den Bitterklee insgesamt noch bei einer Verdünnung von 1:1500 herausschmeckt. 7% zusätzliche Gerbstoffe

verleihen dem Bitterklee eine günstige Wirkung bei allgemeinen Magen-Darm-Verstimmungen mit Neigung zu Durchfall. Wenig ätherische Öle, aber mehr als Enzian und Tausendguldenkraut.

Vorkommen:
An Mooren und Sumpfwiesen, verwilderten Torfufern, bis 2500 m Höhenlage.

Verwendete Pflanzenteile:
Die Blätter.

Als Bittermittel steht unter den hier beschriebenen Pflanzen der Bitterklee nach Enzian und Tausendguldenkraut an dritter Stelle und wirkt, im Verhältnis gesehen, am schwächsten. Auch Wermut und Beifuß, welche hier unter den leberwirksamen Pflanzen angeführt sind, haben meist einen höheren Bitterstoffgehalt.
Doch hebt den Bitterklee ein besonderer Umstand hervor: Durch seinen guten Gerbstoffgehalt wirkt er auf die häufigen Magen- *und* Darmverstimmungen mit Durchfall mittlerer Intensität. Zugleich bewirkt sein ätherisches Öl eine Steigerung des Galleflusses und damit eine Entstauung der Leber. So vereinigt der Bitterklee Wirkungen, wie sie sonst nur mit Pflanzengemischen erreichbar sind:

1. Förderung der Magensaftbildung, Kräftigung der Magenwandung (wie Enzian und Tausendguldenkraut, nur schwächer).
2. Galleflußfördernde Wirkung, wie Pfefferminze bzw. Wermut und Beifuß, nur eben schwächer.
3. Besserung von Darmstörungen, welche mit leichtem *Durchfall* einhergehen, wie Blutwurz und Heidelbeere, nur wieder schwächer. Hier liegt ein Unterschied zum Benediktenkraut (Seite 141).

Zusätzlich ist dem Bitterklee eine indirekte blähungswidrige Wirkung eigen, indem er das *Entstehen* von Gärungsprozessen bekämpft. Dieses breite, wenn auch in den einzelnen Punkten schwache Angriffsgebiet macht den Bitterklee dennoch zu einem wichtigen Mittel: bei leichten Magen-Darm-Verstimmungen mit Appetitlosigkeit, flauem Gefühl im Magen, zugleich aber Druckgefühl im rechten Oberbauch und überdies dünnem Stuhl, besonders wenn dieser schaumig erscheint (Gärungsstuhl). Solche weitverbreiteten Störungen gehen nicht selten mit mäßigem Fieber einher. Da nun mittels Bitterklee nach Beseitigung der Ursachen auch das Fieber verschwindet, hat man den Bitterklee auch Fieberklee genannt. Eine direkte fieberdämpfende Wirkung besitzt die Pflanze, wie diesbezügliche Untersuchungen ergeben haben, jedoch nicht, sodaß durch sie ein bedenkliches Geschehen auch nicht verschleiert werden kann. In der Praxis wird es häufig so sein, daß man das breite Wirkungsspektrum des Bitterklees schätzt, aber nach irgendeiner gewünschten Richtung hin verstärkt. Um einige Beispiele zu bringen:

a) Stärkere blähungswidrige Wirkung erwünscht:
Bitterklee + Fenchel, Kümmel, Anis
b) Stärkere Magensaftwirkung erwünscht:
Bitterklee + Tausendguldenkraut, Enzian
c) Stärkere Gallenwirkung erwünscht:
Bitterklee + Pfefferminze
d) Stärkere Leberwirkung erwünscht:
Bitterklee + Beifuß, Wermut
e) Stärkere Stopfwirkung erwünscht:
Bitterklee + Blutwurz.

Bitterklee läßt sich in verschiedenen Verhältnissen (1:2, 1:1, 2:1 u.a., je nach gewünschtem Effekt) praktisch überall hinzumischen. Die moderne Pflanzenheilkunde sieht vielfach darin seine Hauptbedeutung. Doch wird zugleich hervorgehoben, daß der Bitterklee für sich allein ein probates Mittel gegen die diffusen Restbeschwerden nach *Abklingen akuter Erkrankungen* darstellt, als Mittel zur Beschleunigung der Rekonvaleszenz, besonders nach fieberhaftem Geschehen.

Die Anwendungen von Bitterklee

Der Tee:

1 Teelöffel Bitterkleeblätter mit einem Viertelliter Wasser kalt ansetzen, zum Sieden erhitzen und 1—2 Minuten auf kleiner Flamme kochen lassen. Abseihen und mäßig warm in Schlucken trinken. Diese Zubereitungsform (als Dekokt) wird gewählt, wenn man Bitterklee für sich allein verwendet, um aus der an sich schwachen Pflanze mehr an Substanz herauszuholen.

Sehr beliebt ist folgendes Gemisch, welches nur überbrüht wird:
Bitterklee (Folia trifolii fibrini) 15,0 g
Tausendguldenkraut (Herba centaurii) 5,0 g
Pfefferminze (Folia menthae pip.) 10,0 g

1 gehäufter Teelöffel mit einem Viertelliter siedendem Wasser überbrühen, 10 Minuten ziehen lassen, abseihen, schluckweise mäßig warm trinken. Diese Teemischung wirkt sehr allgemein auf Magen-Darm- und Galleunpäßlichkeiten, nicht auf den übersäuerten Magen! Hier ist sie nicht angebracht.

Sammeltips

Um Bitterklee zu sammeln, braucht man Gummistiefel, da er dort wächst, wo man mindestens bis an die Waden in Sumpf und Moor einsinkt. Geerntet wird während der Blütezeit (Mai bis Juli). Die großen, dreizähligen Blätter werden mit dem Stiel gesammelt und mit diesem getrocknet. Nach dem Trocknen abbrechen und zerkleinern. In der Schweiz ist Bitterklee naturgeschützt.

DER KALMUS (ACORUS CALAMUS L.)

Vorsichtsmaßnahmen:
Starke Überdosierung kann Brechreiz erregen, daher Dosen einhalten.

Inhaltsstoffe:
Der Bitterstoff Acorin sowie bis zu 4% ätherisches Öl mit den Hauptbestandteilen Asaron und Iso-Eugenol-Methyläther.

Vorkommen:
Die Urheimat dürfte Hinterindien sein, denn dort vermehrt sich der Kalmus über seine Früchte. In Europa vermehrt sich der Kalmus nur durch Teilung seiner Wurzel. Kalmus wird zu medizinischen Zwecken auch angebaut. Wild wachsend an feuchten Gräben, Fluß- und Seeufern.

Verwendete Pflanzenteile:
Der Wurzelstock.

Der Kalmus ist bereits ein ausgeprägtes Amarum-aromaticum, ein aromatisches, wohlriechendes Bittermittel. Da die aromatischen Bestandteile flüchtig sind, riecht der Kalmus nach ihnen, und das ausgesprochen angenehm. Die Bitterstoffe, welche nicht verdunsten, spürt man erst beim Kauen der Wurzel. Diese ist bitter genug, aber nicht mehr so sehr wie die eines reinen Bittermittels, z.B. des Enzians. Das Kauen kleiner Kalmuswurzelstücke war in der Volksmedizin immer schon und aus ganz verschiedenen Gründen beliebt.

Fast in Vergessenheit geraten ist dabei die Wirksamkeit, wenn man sich das Rauchen abgewöhnen will. Es kommt zu einer Anregung der Mund- und Rachenschleimhaut — ein gewisser Ersatz für den Zigarettenrauch — und zur Vermehrung des Speichelflusses. Auch das dämpft, ähnlich wie das Kauen von Süßigkeiten, das Verlangen nach Nikotin. Dabei ist gelegentliches Kalmuswurzelkauen sicher gesünder als das Lutschen von Süßigkeiten. Und schließlich ist es die bestimmte Geschmacksnuance des Kalmus, welche Raucher „mögen", so daß sie auch damit zufrieden sind. Auch gegen die Beschwerden der Kinder beim Zahnen ist der Kalmus-Schnuller beliebt. Dabei werden kleine Wurzelstückchen von Kalmus in einem Leinensäckchen zusammengebunden. Natürlich darf man hier nicht übertreiben und das den Kindern als Dauerlutscher geben! *)
In der Pflanzenheilkunde verwendet man den Kalmus wegen seiner magenkräftigenden und appetitanregenden Wirkung, wobei zugleich ein guter schmerzstillender und krampflösender Effekt genützt werden kann.
Bei Schulkindern gibt es die häufigen funktionellen, das heißt „nervös" ausgelösten, Nabelkoliken; zugleich sind die Kinder appetitlos. Hier wirken wenige Kalmustropfen, vor den Mahlzeiten verabreicht, oft sehr überzeugend.
Obwohl auch Kalmus zu den Pflanzen gehört, die magensaftlockend wirken, vertragen ihn Menschen mit Übersäuerung gut, vorausgesetzt, daß sie ihn wirklich nur vor den Mahlzeiten nehmen. In diesem Falle kommt die zweite Wirkung zum Tragen: die gallebildende und die gallenabflußfördernde. Dadurch, und durch die krampflösende Wirkung, werden bessere Bedingungen für die Magenschleimhaut geschaffen, sodaß diese sich regenerieren kann.
Wechselnde Magenverhältnisse, fallweise flau, fallweise übersäuert, leichte Gallestauung, Darmkrämpfe mit unregelmäßigem Stuhl, wie sie auch bei nervösen und streßgeplagten Menschen ohne sonst erkennbare Ursache auftreten, sind das Hauptanwendungsgebiet für eine Kalmuskur, welche man zwei bis drei Monate durchführt.
Wie alle Heilpflanzen, welche auch ätherische Öle enthalten, entwickelt Kalmus eine gewisse Wirkung auf das Vegetativum, und zwar besonders dann, wenn das körperliche Bezugssystem die Eingeweide sind, wenn sich also Nervosität vorwiegend in Funktionsstörungen von Magen, Darm, Leber und Galle niederschlägt.

*) „Dauerlutscher" jeder Art kann zu Zahnfehlstellungen führen.

Die Anwendungen von Kalmus

Der Tee:
2 Teelöffel zerschnittener Kalmuswurzel werden mit einem Viertelliter siedendem Wasser überbrüht. 10 Minuten ziehen lassen, abseihen. Vor den Mahlzeiten lauwarm trinken.

Die Tinktur:
(Tinctura calami):
Einzeldosis 20—30 Tropfen in Wasser vor den Mahlzeiten.

Weiters gibt es, je nach Bedarf, Mischtinkturen, an denen Kalmus beteiligt ist: etwa eine blähungswidrige Tinktur mit Kalmus, Kümmel und Ingwer, eine andere, in der Kalmus mit Kümmel, Fenchel, Kamille, Pfefferminze und Basilikum gemischt sind. Beide sind im Handel erhältlich und gut wirksam.
Kalmus ist auch wegen seiner guten Wirkung bei Erschöpfungszuständen als *Badezusatz* sehr beliebt. Dabei entwickelt er einen geringen hautreizenden Effekt, während die ätherischen Öle auch durch Einatmung wirksam sind:

100 g geschnittener Kalmuswurzel werden in 1 Liter Wasser kalt angesetzt, 10 Minuten lang auf kleiner Flamme gekocht und abgeseiht. Dem Badewasser zusetzen. Es gibt auch Flüssig-Badezusätze von Kalmus in Packungen zu 150 g.

Das Kalmus-Öl (Oleum calami) wird zu Einreibungen bei Überlastungsschäden und Frostbeulen gerne verwendet.

Sammeltips

Selbst wird man Kalmus kaum sammeln, obwohl er im nördlichen Deutschland stellenweise recht verbreitet ist. Die Wurzelstöcke werden um die und nach der Blütezeit (Juni bis Juli) ausgegraben und gründlich gereinigt. Der Länge nach zerschneiden und im Schatten trocknen. Will man Kalmus für die innerliche Anwendung nutzen, sollte man die Wurzel vor dem Zerschneiden schälen. Die Rinde der Wurzel hat einen besonders unangenehmen Geschmack, ohne daß sie therapeutisch von Wert ist.

Vorsichtsmaßnahmen:
Der Saft der frischen Pflanze wirkt hautreizend. Nicht mit bloßen Händen sammeln! Starke Überdosen lähmen das Nervensystem. Das Öl der Engelwurz wurde mißbräuchlich als Abtreibungsmittel verwendet, wobei eher Nervenvergiftungen auftraten als der gewünschte Effekt. Die Unverträglichkeit von größeren Mengen mancher Magenliköre, wie Chantreux, Benediktiner u.a., beruht teilweise auf dem Gehalt an Engelwurz. Solche durchaus hochwertigen Liköre darf man zweckentsprechend nur in medizinischen Dosen genießen!

Inhaltsstoffe:
1% ätherisches Öl sowie Bitterstoffe, Gerbstoffe, Harze und eine große Reihe anderer spezifischer Moleküle, darunter das Lakton Angelizin und die Angelikasäure. Die außergewöhnliche Vielfalt erklärt das breite Anwendungsgebiet der Engelwurz.

Vorkommen:
In mittleren und nördlichen Breiten; wild eher selten. Zu medizinischen Zwecken in Kulturen angebaut.

Verwendete Pflanzenteile:
Vorwiegend die Wurzel.

Die Engelwurz steht hinsichtlich ihrer Wirkung in der Mitte zwischen Wermut und Tausendguldenkraut. Sie hat eine gute, meist ausreichende gallefördernde (cholagoge) und galletreibende (choleretische) Wirkung. Dadurch werden sowohl die Leberzellen angeregt als auch die Gallengänge entlastet und gereinigt. Die Engelwurz wirkt also, wenn auch schwächer als Wermut, entlastend auf die „unruhige" Gallenblase und verdauungsfördernd in allen diesen Fällen, wo mangelhafte Gallebildung eine der Ursachen sind. Diese Wirkung verdankt sie in erster Linie dem ätherischen Öl.
Zugleich aber sind ihr auch alle Eigenschaften eines Bittermittels mit tonisierender Wirkung gegeben: Kräftigung des Magens ganz allgemein; sie wirkt appetitsteigernd, beseitigt den „Stein im Magen", welchen viele nach schweren Mahlzeiten spüren, und regt milde die Bildung des Magensaftes an.
Darüber hinaus hat die Engelwurz krampflösende Eigenschaften wie Kalmus, wenn auch nicht so stark, sowie blähungswidrige; mehr als Wermut, weniger als Anis, Fenchel oder Kümmel.

Diese breite, aber in keiner Richtung besonders ausgeprägte Wirkung der Engelwurz bestimmt ihr Anwendungsgebiet: allgemeine Verdauungsstörungen, bei denen es auch auf eine Förderung der Säfte ankommt. Schwacher Magen, träge Galleproduktion, Blähungen. Je nach Ausgangssituation kann sie leichten stuhlfördernden Effekt mitbringen — in diesem Fall sind ihre Harze wirksam —, oder aber leicht stopfen, besonders bei dünnem Stuhl infolge von Gärungsprozessen. Hier kommt ihr Gerbstoffgehalt zum Tragen, außerdem, daß ihr eine desinfizierende Wirkung eigen ist.
Auch als Teemischung findet man die Engelwurz nicht selten: etwa mit Kalmus. Beide sind einander in der Wirkung ähnlich, doch überwiegt bei Kalmus die den Magen kräftigende Wirkung und der krampflösende Effekt, bei der Engelwurz dagegen die Förderung der Galle und die Beseitigung von Blähungen.

Eine sehr brauchbare Kombination bei allgemeinen Darmbeschwerden mit Völlegefühl und Blähungen: Man mischt Engelwurz und Kalmus zu gleichen Teilen:
Engelwurz (Radix angelicae) 30,0 g
Kalmus (Rhizoma calami) 30,0 g
2 Teelöffel werden mit einem Viertelliter siedendem Wasser *überbrüht* *). 10 Minuten ziehen lassen, abseihen. Nach den Mahlzeiten in kleinen Schlucken trinken.

Dieses Gemisch schmeckt bitter, was manche mögen. Doch kann man, vor allem, wenn auch nervöse Magenbeschwerden mit im Spiel sind, Melisse hinzumischen, ebenfalls zu gleichen Teilen (die Blätter), oder in Form von fertigem Melissenwasser bzw. Melissengeist, welche man dem Engelwurz- + Kalmustee nach dessen Fertigstellung hinzumischt: 1 Eßlöffel Melissenwasser oder 30 Tropfen Melissengeist. So wird die an sich breite Wirkung von Engelwurz und Kalmus um einen weiteren Angriffspunkt, den nervösen, ergänzt, und das Gemisch schmeckt auch besser.

*) Bei Gemischen richtet man sich immer nach der Pflanze, welche die mildere Hitzebehandlung erfordert. In diesem Fall ist es Kalmus.

Die Anwendungen der Engelwurz

Der Tee:

2 Eßlöffel werden in einem Viertelliter Wasser kalt angesetzt. Zum Sieden erhitzen, 2 Minuten auf kleiner Flamme kochen, 5 Minuten ziehen lassen, abseihen und mäßig warm in Schlucken trinken.
Diese Anwendung als *Decoct* ist dann angebracht, wenn man eher die leicht abführende Wirkung nutzen will.
Milder ist der *Kaltauszug:*
2 Teelöffel in einem Viertelliter Wasser kalt ansetzen, über Nacht stehen lassen. Umrühren, abseihen, auf Trinktemperatur erwärmen.

Die Tinktur (Tinctura angelicae):
Einzeldosis 25 Tropfen in Wasser zu den Hauptmahlzeiten.
Es gibt auch *Mischtinkturen* z.B. mit Kümmel, Pfefferminze und Basilikum, die als breites verdauungsförderndes Mittel mit zugleich blähungswidriger Wirkung gedacht sind, und auch *Dragees,* in denen Engelwurz enthalten ist.
Das Öl (Oleum angelicae): entspricht in seiner Anwendung dem Kalmusöl: Äußerlich zu Einreibungen bei Überlastungsschäden und Frostbeulen.

Das Bad wird von Leistungssportlern gerne zur Förderung der Regeneration nach Wettkämpfen genutzt. Die Wirkung entspricht der des Kalmus:
150 g zerkleinerte Wurzel mit 1 Liter Wasser kalt aufsetzen, zum Sieden erhitzen und 10 Minuten auf kleiner Flamme kochen lassen. Abseihen und dem Badewasser zusetzen.

Sammeltips

Obwohl man die Engelwurz in Mittel- und Nordeuropa gelegentlich auch vermehrt antrifft (Mittelgebirge), ist vom Selbstsammeln abzuraten. Das ätherische Öl der Wurzel hat eine besonders starke Anziehungskraft auf Insekten, welche das Material während des Trockungsprozesses verschmutzen. An sich wird die Wurzel im Frühjahr oder im Herbst ausgegraben, der Länge nach gespalten und zum Trocknen aufgehängt.
Die Engelwurz kann mit ihren viel häufiger vorkommenden Verwandten, der Wald-Engelwurz (Angelica silvestris), auch „Brustwurz" genannt, verwechselt werden. Diese ist bei weitem nicht so aromatisch, was man sofort am Geruch merkt.

DAS BENEDIKTENKRAUT (CNICUS BENEDICTUS L.)

Vorsichtsmaßnahmen:

An sich keine. Grobe Überdosierungen können Darmkrämpfe und Übelkeit hervorrufen, daher Dosen einhalten! Das Benediktenkraut ist auch in Kräuterlikören („Benediktiner") enthalten. Solche oft hochwertige Zubereitungen sind in medizinischen Dosen durchaus empfehlenswert. Doch darf man sie nicht als alkoholisches Getränk für „lustige" Stunden gebrauchen. Denn dann haben sie, unabhängig von der schädlichen Wirkung durch übermäßigen Alkoholgenuß, eine zusätzliche Giftwirkung durch Überdosierung von Kräutern.

Inhaltsstoffe:

Der Bitterstoff Knizin, welcher in einer Verdünnung von 1:1800 noch verspürt wird, ferner ätherisches Öl, Schleim und Gerbstoffe.

Vorkommen:

Vorwiegend im Mittelmeergebiet. In Zentraleuropa in Kulturen angebaut, aber auch gelegentlich wild vorkommend.

Verwendete Pflanzenteile:

Die Blätter, die entrindeten Stengel und die blühenden Sproßspitzen.

Das Benediktenkraut ist in erster Linie ein Bitterstoffträger, wirkt also, wie Enzian, Tausendguldenkraut und Bitterklee, auf den saftlosen Magen, indem er die Bildung von Säure anregt. Die Magenmuskulatur wird tonisiert und insgesamt die Magenverdauung gefördert. Das ist seine Wirksamkeit als Amarum = Bittermittel. Zugleich aber besitzt das Benediktenkraut soviel an ätherischem Öl, daß es auch eine aromatische Wirkung entfaltet: Förderung der Galleproduktion, beschleunigte Ausschwemmung der bereits gebildeten Galle; und er ist auch, wie die meisten Aromatica, blähungswidrig. In der Systematik der Pflanzenheilkunde wird das Benediktenkraut wegen dieser Doppelwirkung zu den Amara aromatica gezählt.

In seiner Gesamtwirkung können wir das Benediktenkraut mit dem Bitterklee vergleichen — bis auf eine sehr wesentliche Ausnahme: Während der Bitterklee leicht stopfend wirkt, hat das Benediktenkraut eine gegenteilige Wirkung: leicht abführend; allerdings nicht so stark wie die emodinhältigen Pflanzen (Medizinalrhabarber, Faulbaum, Senna, Aloe), die ihre Aktivität im Dickdarm entfalten. Das Benediktenkraut wirkt vor allem bei jenen Formen von trägem Darm, bei denen die Verstopfung schon im Magen beginnt und auch durch eine müde Leber verstärkt wird. In Überdosen allerdings schlägt die abführende Wirkung stark durch: Es kommt dann zu wäßrigen Entleerungen, verbunden mit Darmkrämpfen und Übelkeit. So vereinigen sich im Benediktenkraut folgende Wirkungen:

1. Förderung der Magensaftbildung und Kräftigung der Magenwandung.
2. Förderung des Galleflusses.
3. Besserung von allgemeinen Darmstörungen, welche mit leichter *Verstopfung* einhergehen.

Dieser letzte Punkt zeigt den großen Unterschied zum Bitterklee auf. Dazu kommt noch, wie beim Bitterklee, eine blähungswidrige Wirkung, etwas stärker als bei diesem.
Man verwendet das Benediktenkraut ebenso wie den Bitterklee: Als Mittel mit breitem Angriffsgebiet, aber mäßig starken Einzelwirkungen. Je nach Bedarf verstärkt man mit anderen Heilpflanzen in irgendeiner Richtung.

Einige Beispiele:
a) Benediktenkraut + Kümmel, Anis, Fenchel: Verstärkung des blähungswidrigen Effektes.
b) Benediktenkraut + Enzian, Tausendguldenkraut: Verstärkung der Magensaftwirkung.
c) Benediktenkraut + Pfefferminze, Wermut, Beifuß: Verstärkung der Galle- bzw. der Leberwirkung.
d) Benediktenkraut + Medizinalrhabarber, Faulbaum: Verstärkung der abführenden Wirkung.

Man darf allerdings nicht vergessen, daß beide, Bitterklee und Benediktenkraut, Pflanzen für den *schlaffen, säurearmen* Magen sind. Bei Magenübersäuerung sind sie nicht angebracht. Ansonsten kann man sie beide, durch gezielte „Aufstockung" mit Hilfe anderer Kräuter, breit verwenden.
Man darf das hier gemeinte Benediktenkraut nicht mit einer anderen Pflanze gleichen Namens verwechseln. Das ist die Nelkenwurz (Geum urbanum L.), vielfach auch als „Benediktenkraut" bekannt. Feinspitze in Namensgebungen unterscheiden zwischen unserem *Kardo*-Benediktenkraut und dem *Sankt*-Benediktenkraut, der Nelkenwurz. Gemeinsam haben sie nur den Namen. Äußerlich grundverschieden, ist die Nelkenwurz ein Rosengewächs, und unser hier gemeintes Benediktenkraut ein distelähnlicher Korbblütler.

In der Wirkung gibt es entfernte Ähnlichkeiten, doch wird die Nelkenwurz mehr zur Herzkräftigung verwendet, besonders eine ihrer Unterarten, die Bachnelkenwurz (Geum rivale, desgleichen vulgo „Benediktenkraut“).
Solche verwirrende Namensgleichheiten gibt es bei den Heilpflanzen vielfach. Im Deutschen, Italienischen, Französischen, in allen Umgangssprachen der Welt. Deshalb müssen wir froh sein, daß es auch das Lateinische gibt. Hier sind Verwechslungen auf Grund gleicher Namen unmöglich, weil es jeden nur einmal gibt.

Die Anwendungen des Benediktenkrautes

Der Tee:
2—3 Teelöffel Benediktenkraut werden mit einem Viertelliter Wasser kalt angesetzt, zum Sieden erhitzt, vom Herd genommen. 2 Minuten ziehen lassen, abseihen und lauwarm in bewußten Schlucken trinken. Obwohl das Benediktenkraut die Magensäure nur mäßig stark reizt und überdies durch den Schleimgehalt eine Schutzwirkung besteht, sollte man nach dem Tee einige Bissen essen.
Es gibt eine Reihe von Mischtees, in denen Benediktenkraut enthalten ist, zusätzlich zu Kümmel, Wermut, Pfefferminze, Löwenzahn, Faulbaum und anderen Pflanzen.

Auch der *Extrakt* wird meist durch Zugabe eines anderen Mittels verstärkt. Häufig gebraucht ist folgende Kombination bei Magenschwäche, Leberstauung und leichter Verstopfung:

> Extract cardui benedicti 5,0 ml mit Aqua mentha pip. (Pfefferminzwasser) auf 250,0 ml = 1/4 Liter auffüllen. Davon nimmt man *vor* den Mahlzeiten 30 Tropfen in Wasser.

Sammeltips

Man wird das Benediktenkraut in der freien Natur in Mitteleuropa selten finden. Am ehesten in der Nähe von Kulturen, von wo aus es sich verwildernd verbreitet. Erntezeit: Zur Blüte zwischen Juni und September. Geerntet wird das ganze über der Erde wachsende Kraut. Gut ausgebreitet auf Holz im Schatten trocknen und luftdicht aufbewahren.

DAS ISLÄNDISCH MOOS (CETRARIA ISLANDICA L.)

Vorsichtsmaßnahmen:
Keine.

Inhaltsstoffe:
Hoher Gehalt an verdaulichen Schleimstoffen, weiters Kohlenhydrate (Lichenin) und Eiweißkörper. In Hungerszeiten wurde das Isländisch Moos auch als Nahrungsmittel genutzt. Ferner Bitterstoffe und bittere Flechtensäuren mit nachgewiesener bakterienbekämpfender Wirkung, auch gegen den Tuberkulose-Erreger, was früher eine Rolle spielte. Auffallend ist ein guter Jodgehalt, sowie der Gehalt an Vitamin B_{12}.

Vorkommen:
In Mittel- und Nordeuropa, auf mageren, sandigen und torfigen Böden, auch im Gebirge (bis 2500 m) recht verbreitet.

Verwendete Pflanzenteile:
Die ganze Pflanze.

Isländisch Moos ist im botanischen Sinn kein Moos („blütenloses Gewächs, welches sich durch Sporen vermehrt"), sondern eine Flechte, also eine organisierte Lebensgemeinschaft von Pilzen und Algen. Dabei werden Grünalgen von Pilzen regelrecht umsponnen. Es ist besonders substanzreich, auch an energieliefernden Nährstoffen, Spurenelementen und Vitaminen. Zwei Hauptbestandteile machen die Wirkung von Isländisch Moos aus: die Schleim- und die Bitterstoffe.

Der Schleim legt sich über die Innenwandung der Gedärme, auch des Magens, und bildet so einen Schutz. Darüber hinaus bindet er überschüssige Magensäure und toxische Zersetzungsprodukte. Man darf sich allerdings nicht zu viel von dieser Wirkung erwarten, sondern muß im Schleim den Schutzfaktor sehen, welcher keine eigentlich heilwirksamen Stoffe, etwa gegen Gastritis, mitbringt. Deshalb wird man Isländisch Moos in erster Linie zusätzlich zu anderen, direkt wirksamen Heilpflanzen benutzen.

Anders die Bitterstoffe. Diese entwickeln einen eigenständigen heilsamen Effekt, welcher allerdings in manchen Fällen den Schleimstoffen entgegengesetzt wirkt, z.B. beim säureüberlasteten Magen. Wie alle Bitterstoffe reizen sie Säure zusätzlich heraus.

Wenn man nun Isländisch Moos gezielt verwenden will, muß man es richtig einsetzen. Grundsätzlich bieten sich drei Möglichkeiten an, denen *drei verschiedene Zubereitungsformen* entsprechen.

1. Sowohl die Schleimstoffe als auch die Bitterstoffe sind erwünscht. Das klassische Beispiel ist der *Darmkatarrh mit Durchfallneigung* bei gleichzeitig *säurearmem* Magen. Hier ist das Zusammenspiel *aller* Wirkstoffe des Isländisch Moos erwünscht; außerdem werden dem verarmten Körper nicht unbeträchtliche Mengen an Spurenelementen zugeführt, zumindest mehr als bei vergleichbaren Gemischen aus anderen Heilpflanzen.

> Die entsprechende Zubereitung — *der Decoct:* 2 gehäufte Teelöffel Isländisch Moos werden mit einem Viertelliter Wasser kalt aufgesetzt, zum Sieden erhitzt und sofort abgeseiht. Wie bei allen Magen-Darm-Zubereitungen ungesüßt.

2. Nur die Schleimstoffe sind erwünscht, die Bitterstoffe dagegen nicht. Als unterstützendes Mittel bei *Magen- und Zwölffingerdarmentzündungen* mit *Säureüberschuß.* Zubereitung wie oben, jedoch wird das Kochwasser abgeschüttet. Die wasserlöslichen Bitterstoffe werden so großteils entfernt. Nun füllt man mit warmem Wasser auf, rührt gut um. Abseihen und schluckweise trinken.

3. Nur die Bitterstoffe sind erwünscht. Das ist dann der Fall, wenn man die Wirkung auf den säureschwachen Magen bzw. die allgemeine Bitterstoffwirkung *(Kräftigung und Förderung von Rekonvaleszenz)* nutzen will. Hier gibt es drei Möglichkeiten:

> *a. Der Tee:*
> 2 gehäufte Teelöffel Isländisch Moos werden mit einem Viertelliter Wasser überbrüht, 10 Minuten ziehen lassen, abseihen, schluckweise lauwarm trinken.
>
> *b. Der Kaltauszug:*
> 2 gehäufte Teelöffel werden mit einem Viertelliter Wasser über Nacht kalt angesetzt, morgens einmal umgerührt, abseihen, auf Trinktemperatur erwärmen.
>
> *c. Der alkoholische Auszug:*
> Eine Möglichkeit zur Selbstherstellung ist der Wein: 50 g Isländisch Moos in 1 Liter gutem Rotwein 1 Woche lang ziehen lassen, dann abseihen. 1/16 Glas vor den Mahlzeiten. In Alkohol lösen sich die Bitterstoffe, während die Schleimstoffe als Bodensatz verbleiben.

Isländisch Moos in den beschriebenen Formen ist durchaus üblich. Ansonsten wird es selten für sich allein verordnet, sondern eher als unterstützendes Mittel bei Teegemischen — hauptsächlich bei Hustentees — verwendet. Hier meist neben Schlüsselblume, Sonnentau, Huflattich und Lungenkraut.

Sammeltips

Das Isländisch Moos ist eine weit verbreitete Bodenflechte in Wäldern und auf Heiden. Man sammelt die ganze Pflanze im Herbst und trocknet sie im dunklen Schatten, da ein Teil der Inhaltsstoffe lichtempfindlich ist und an Wirksamkeit verlieren würde. Nach dem Trocknen zerkleinern und dunkel aufbewahren.

Heilkräuter mit vorwiegender Wirkung auf Leber und Galle

Mehr als ein Drittel aller bekannten Heilpflanzen hat eine nachgewiesene Wirkung auf Leber und Galle. Das konnte mittels einer in den Zwölffingerdarm eingeführten Sonde, durch welche der Gallefluß direkt überprüft wird, festgestellt werden. Bei manchen ist die Wirkung eine zusätzliche, das Hauptangriffsgebiet der Pflanze unterstützende, wie bei den blähungswidrigen Mitteln *Kümmel, Fenchel* und *Anis.* Andere Pflanzen, wie der *Löwenzahn* mit seiner kräftigen zellerneuernden Wirkung, beeinflussen Leber und Galle so stark, daß man ihn dort einteilen könnte*). Auch die *Pfefferminze* paßt in die Gruppe der Pflanzen für Leber und Galle. Sie wird als Kurtee bei der Hepatitis (Leberentzündung) oft eingesetzt. In diesem Buch ist sie wegen ihrer Sofortwirkung auf den Magen neben Kamille und Melisse dort beschrieben. Den *Erdrauch* wieder findet man bei den Abführmitteln, obwohl auch er eine ausgeprägte Gallewirkung besitzt: als „Amphicholereticum". Damit ist seine merkwürdige Fähigkeit gemeint, den Gallefluß so zu beeinflussen, wie man ihn braucht: anregende Wirkung bei zu wenig Galle, hemmende bei zuviel. Da in der Praxis der Pflanzenheilkunde ein

*) Wegen seiner aufbauenden Wirkung ist der Löwenzahn als YANG-aufbereitender Tee für das Frühjahr empfohlen. Siehe auch Böhmig, Das große Buch der natürlichen Heilkunde, Wien — Stuttgart, 1981.

Engpaß an unschädlichen Abführmitteln besteht, ist der Erdrauch in diesem Buch dort eingeordnet. Sehr stark ist auch die *Artischocke,* sowohl in ihrer Wirkung auf die Leberzellen als auch auf die Galle. Ebenso der *Rettich* und die *Rote Bete.* Über sie wurde ausführlich im Kapitel „Ernährung" berichtet. Bei ihnen weiß man wirklich nicht, als was man sie bezeichnen soll: als Heilpflanzen, die man auch essen kann, oder als Nahrungsmittel mit Heilstoffgehalt. Als Nahrungsmittel sind sie besser bekannt.

Bei der *Brennessel* ist es umgekehrt: Sie ist, obwohl man sie als Nahrungsmittel verwenden kann (mit für ein Blattgemüse ungewöhnlichen 6% Eiweißgehalt), besser als Heilpflanze bekannt. Ihre reinigende Wirkung auf alle Zellen des Körpers, die der Leber miteingeschlossen, ist hervorragend. Zu den eigentlichen Leber- und Gallemitteln können wir sie nur deshalb nicht zählen, weil ihre Wirkung weit darüber hinausreicht. Doch sollte man sie, neben den speziellen, deshalb aber nicht unbedingt stärkeren Mitteln nicht vergessen.

Im folgenden sind drei der speziellen Leber- und Gallepflanzen ausführlich beschrieben: die *Mariendistel,* der *Wermut* und der *Beifuß.*

Die *Mariendistel* als großes Mittel gegen Leberzellstörungen: Das wurde in zahlreichen Untersuchungen und kritischen Prüfungen bestätigt, wobei kein Zweifel an der Wirksamkeit offen blieb. „In seltener Übereinstimmung" (aller Forscher, was die positive Leberwirkung der Mariendistel anbetrifft), sagt dazu R. F. Weiss.

Der *Wermut* und der *Beifuß* gehören zu den Amara aromatica, das heißt, sie enthalten Bitterstoffe, welche auf den Magen wirken, und ein ätherisches Öl mit Gallewirkung; ebenso wie Kalmus, Engelwurz und Benediktenkraut, welche wir schon kennen.

Bei diesen steht die Magenwirkung im Vordergrund, sie stellen den einen Pol dar. Bei Wermut und Beifuß ist die Gallewirkung stärker ausgeprägt. So stellen sie in der Gruppe der Amara aromatica den anderen Pol dar.

Es gibt eine Reihe weiterer auf Leber und Galle wirksamer Pflanzen, die aber meist irgendeinen Schönheitsfehler aufweisen, wie das heimische *Schöllkraut* (Chelidonium maius). Für den Hausgebrauch wäre es, im Verhältnis zum therapeutischen Wert, viel zu giftig. Bei Kindern hat es, durch versehentliches Essen der Pflanze, schon tödliche Vergiftungen gegeben (Magen-Darmblutungen, akutes Kreislaufversagen). In Fertigpräparaten zur Behandlung von Gallenwegs-

erkrankungen ist Schöllkraut häufig mitenthalten. In dieser Form und über ärztliche Anweisung genommen, ist es unbedenklich.
Die *Pestwurz* (Petasites hybridicus) dagegen wäre sicher eine Bereicherung. Sie ist, trotz ihres Namens, nicht giftig. Sie wurde früher gegen Bronchialkatarrh verwendet, bis sie vom Huflattich (Tussilago farfara) verdrängt wurde. Neuere Foschungen haben die Wirksamkeit der Pestwurz bei Gallengangserkrankungen erwiesen, und zwar ganz besonders bei den nicht seltenen nervös ausgelösten Formen. Man könnte sagen: Was die Melisse für den Magen ist, ist die Pestwurz für die Galle. Leider, und das ist der einzige Pferdefuß, ist die Pestwurz als Tee nicht handelsüblich. Doch ist sie in Fertigpräparaten oder als Extrakt (Extractum petasitis) erhältlich. Auf alle Fälle eine empfehlenswerte Pflanze, über welche heute schon, durch Arbeiten französischer, italienischer und deutscher Forscher, einiges bekannt ist und die sicherlich noch eine große Zukunft haben wird.
Ausländische Pflanzen wie *Kurkuma* (Curcuma longa), welche auch im Curry-Gewürz enthalten ist und diesem die gelbe Farbe verleiht, wirken ebenfalls ganz ausgezeichnet. Vor allem aber in ihrer Heimat, bei den dortigen Varianten von Gallen- und Leberleiden. Durch die Amöbenruhr ausgelöst, gibt es im südostasiatischen Raum Formen mit ausgeprägtem Magensaftmangel, bei denen Kurkuma sehr gut wirkt, aber auch, durch zu starke Saftlockung, Magengeschwüre verursachen kann. Man hat das in Ostindien, wo es einen besonderen Curry-Verbrauch gibt, festgestellt. Für uns soll es ein Hinweis sein, daß gerade bei Galle- und Leberleiden ausländische Pflanzen mit Vorsicht zu genießen sind. Mehr als bei anderen Krankheiten scheint Hepatitis etwa in Indien oder Java nicht dasselbe zu sein wie in Europa. Und was dort gut wirkt, muß nicht bei uns angebracht sein.

DIE MARIENDISTEL (SILYBUM MARIANUM [L.] GAERTNER)

Vorsichtsmaßnahmen:
Keine

Inhaltsstoffe:
Der wichtigste Inhaltsstoff ist das Silymarin, ein Flavonol mit ausgeprägter Leberwirkung. Weiters andere Flavon-Abkömmlinge (entzündungshemmende Wirkung), ätherisches Öl, Bitterstoffe und Harze.

Vorkommen:
Im Mittelmeergebiet verbreitet. In Zentraleuropa in Kulturen angelegt. Als Zierpflanze in Gärten.
Verwendete Pflanzenteile:
Die Früchte.

Die Mariendistel wurde von altersher als Bitterstoffmittel mit ausgesprochen kräftigender, verdauungsanregender Wirkung geschätzt und viel gebraucht. Sie ist dann vorübergehend in Vergessenheit geraten, bis sie um 1968 eine wahre Wiedergeburt als wertvolles Heilmittel erlebte. Damals haben die Wissenschafter H. Wagner, L. Hörhammer und M. Seitz in der Mariendistel einen Stoff gefunden, welcher sich als hervorragendes Leberzellschutzmittel entpuppte. Diesen Stoff nannte man Silymarin, nach den Anfangsbuchstaben von Silybum und Marianum, der lateinischen Bezeichnung von Mariendistel. Es gelang auch, das Silymarin zu isolieren und so exakt auf seine Wirksamkeit hin zu untersuchen. Dabei zeigte sich, daß leberzellzerstörende Gifte, wie das Amanitin und das Phalloidin — beide sind im grünen Knollenblätterpilz enthalten — in ihrer schädlichen Wirkung durch vorherige Gabe von Silymarin ganz beachtlich gebremst wurden. Auch das Absterben von Leberzellen durch das klassische diesbezügliche „Versuchsgift", dem Tetrachlorkohlenstoff, konnte die Substanz aus der Mariendistel, vorsorglich verabreicht, weitgehend verhindern. So steht, seit dieser Entdeckung, die Mariendistel wieder im Brennpunkt des therapeutischen Interesses, und auch die pharmazeutische Industrie nahm sich ihrer an. Heute gibt es vielgebrauchte Präparate mit reinem Silymarin und auch solche mit der ungeteilten Mariendistel. Erfreulicherweise konnte man auch feststellen, daß die Substanz in größerer Dosierung keine nachteiligen Erscheinungen hervorruft, was man von manchen bis dahin bevorzugt gebrauchten chemischen Präparaten nicht immer behaupten konnte. So ist der eigentümliche Umstand aufgetreten, daß ein natürliches Mittel auch in der Therapie der modernen Medizin chemische Mittel verdrängt hat.
Die Mariendistel ist ein unproblematisches, einfach zu verabreichendes Leberschutz- und -heilmittel. Sie wird bevorzugt bei der chronischen Leberentzündung (Hepatitis) angewandt, bei der häufig damit verbundenen Fettleber, und zur Nachbehandlung der akuten Leberentzündung, welche meist mit Gelbsucht einhergeht. Dabei kommt es schon in den ersten beiden Behandlungswochen zur

merkbaren Besserung des Allgemeinbefindens, zum Nachlassen der Müdigkeit, ein Symptom, das alle Lebererkrankungen begleitet.
Das unangenehme Druckgefühl im rechten Oberbauch läßt nach, ebenso die Blähungen und die Magen-Darmstörungen (schwerer Magen, Verstopfung, häufig auch wechselnd mit Durchfällen).
Auch die Blutwerte bessern sich, wie man festgestellt hat, unter Silymarin oder der ganzen Mariendistel eindeutig schneller, wobei sich besonders die Fettleber als gut zu beeinflussen erwiesen hat.
Freilich: Die ganze Mariendistel hilft, auf lange Sicht gesehen, nichts, wenn man die Leber laufend weiterbelastet, durch
1. chronischen Alkoholkonsum und
2. chronische Überernährung bzw. Fehlernährung lassen sich durch kein Heilmittel der Welt in ihren Auswirkungen auf die Dauer kompensieren. Hier muß man schon auch seine Lebensgewohnheiten ändern, als erste Voraussetzung für die Ausheilung. Diese geht dann, mit Hilfe der Mariendistel, schneller.
Neben dieser im Vordergrund stehenden Eigenschaft als Leberzellschutzmittel besitzt die Mariendistel auch eine fördernde Wirkung auf die Gallebildung in den Leberzellen und eine galleausschwemmende aus den Gallengängen. Zusätzlich ein blähungswidriger und ein leichter krampflösender Effekt. Da sie überdies noch eine sanfte stuhlregulierende Wirkung hat, kann man sie wohl als Pflanze mit ausgeprägter Wirkung auf die gesamte Verdauung bezeichnen.
Darüber hinaus besitzt die Mariendistel einen allgemein tonisierenden Effekt auf Kreislauf und Nervensystem. Besonders bei der Reisekrankheit hat sich das bewährt. Bei längeren Reisen nimmt man eine Tasse vor Antritt, eventuell eine während der Reise (Thermosflasche).

Die Anwendungen der Mariendistel

Der Tee:
1 Teelöffel Mariendistelfrüchte mit einem Viertelliter siedendem Wasser überbrühen, 10 Minuten ziehen lassen, abseihen. Gut warm schluckweise trinken. Der Tee wird auf nüchternen Magen getrunken. Morgens, mittags, abends, stets vor den Mahlzeiten, jeweils 1 Tasse. Geht man spät zu Bett, empfiehlt sich knapp davor eine vierte Tasse.
Zur Geschmacksverbesserung und auch zur Verstärkung der Mariendistel kann man Pfefferminze zu gleichen Teilen hinzumi-

schen. Dann nimmt man einen *gehäuften* Teelöffel auf einen Viertelliter siedendes Wasser.

Die Tinktur (Tinctura cardui mariae Rademacher), auch Rademacher'sche Tinktur, ist von dem deutschen Arzt gleichen Namens im Jahre 1848 erstmals empfohlen worden. Sie galt über 80 Jahre lang als eines der besten Mittel gegen „Lebererkrankungen, Gallenblasenentzündungen und Gallensteinleiden einschließlich Koliken" sowie gegen alle Leiden, bei denen die Leber „das urerkrankte Organ" ist: manche Formen von Seitenstechen, Hämorrhoiden, Krampfadern und auch chronische Ekzeme, wenn sie leberbedingt sind. Heute dürfte, nach einer Ruhepause, die Rademacher'sche Tinktur wieder zu Ehren kommen.
Einzeldosis: 20 Tropfen, am besten in Pfefferminztee. 3 Tassen täglich, vor den Mahlzeiten. Man führt eine Kur von 3—6 Wochen durch.

Sammeltips

Man kann die Mariendistel im Garten pflanzen, doch ist das Selbstsammeln der Früchte (des Samens) weniger zu empfehlen. Der Trocknungsprozeß muß sehr gründlich erfolgen.

DER WERMUT (ARTEMISIA ABSINTHIUM L.)

Vorsichtsmaßnahmen:
In der angegebenen Dosierung keine Nebenwirkungen. Schwangere Frauen aber sollten von Wermut Abstand nehmen, insbesondere wenn die Neigung zu Fehlgeburten besteht. Die unverdünnte Tinktur wirkt haut- und schleimhautreizend. Wie Anis ist auch Wermut im berüchtigten Absinth enthalten, welcher deshalb oft „Wermut-Schnaps" genannt wird. Zusätzlich deshalb ist dieser gefährlich. Die *akute* Absinth-Vergiftung äußert sich in Brechdurchfall, Herzjagen, Kreislaufzusammenbruch bis Bewußtlosigkeit, wobei die eigentliche Alkoholwirkung im Hintergrund steht; die Giftwirkung kommt durch Überdosen von Wermut und Anis zustande.
Chronische Absinth-Vergiftung kann zu Tod durch Leberschaden und Nervenlähmung führen. An diesem in Künstlerkreisen zur Jahrhundertwende tragisch beliebten Schnaps ist mancher hochbegabte Mensch jung gestorben.

Inhaltsstoffe:
Ätherisches Öl mit Thujon, Thujol und Phellandren, sowie die hauptwirksamen Bitterstoffe Absinth und Anabsinthin. Daneben Gerbsäuren und Harze.

Vorkommen:
In fast ganz Europa auf trockenen, eher armen Böden.

Verwendete Pflanzenteile:
Die Sproßspitzen und die Blätter.

Auch der Wermutwein verdankt seinen Geschmack dem Gehalt an Wermut. Nur ist hier, im Unterschied zum Absinth, die enthaltene Menge an Oleum absinthii, dem Wermuth-Öl, so gering, daß direkte Schäden nicht zu befürchten sind, wenn nicht Mißbrauch betrieben wird. R. F. Weiss empfiehlt ihn sogar für Gallekranke und „Dyspeptiker", das sind Menschen mit allgemeiner Verdauungsschwäche. Natürlich in medizinischen Dosen: 1/16 als Aperitif. Allerdings, und das betont auch Weiss, darf man nur hochwertiges Material verwenden und nicht etwa eine der vielen billigen Sorten.

Besser aber als Wermutwein eignen sich zur Behandlung chronischer Magen-Galle-Beschwerden die Wermut-Tropfen und der Wermuttee. Der Wermuttee ist beachtlich bitter. Deshalb wird hier — im Unterschied zu anderen Bittermitteln — meist empfohlen, ihn nach den Mahlzeiten zu nehmen. So ist er angenehmer zu „genießen", und die erwünschte Wirkung auf die Galle kommt derart eher besser zur Geltung.

Diese Wirkung besteht in erster Linie darin, daß bereits gebildete Galle, welche sich in den kleinen und kleinsten Gallengängen der Leber und der Gallenblase befindet, besser ausgeschwemmt wird. So kommt es durch Wermut zu einer Entstauung. Diese galle*treibende* Wirkung nennt man choleretisch. Doch regt Wermut auch die Neubildung von Galle durch die Leberzellen an. Diese galle*bildende* Wirkung nennt man cholagog.

Darüber hinaus hat Wermut eine blähungswidrige Wirkung und tonisiert den Magen. Alles zusammen macht ihn zu einem der besten Mittel gegen Erkrankungen der Gallenwege, welche so oft mit dem schlaffen Magen, der seine Säfte nur ungenügend produziert, verbunden sind. Typische häufige Beschwerden sind dann Völlegefühl, „Stein im Magen", Gasauftreibungen, die „unruhige" Gallenblase, daß einem jede dritte Speise nicht gut tut, und nicht zuletzt Verdrießlichkeit. Während der Wermut in Überdosen ein gefährliches Nervengift darstellt, beruhigt er diese in richtiger medizinischer Dosierung. Dabei wirkt er zugleich spannungslösend und aufhellend. Meist muß man sich an den Geschmack erst gewöhnen. Süßen ist sinnlos und schwächt die Wirkung ab. Man kann aber den Trank angenehmer gestalten, wenn man mit Pfefferminze und Tausendguldenkraut oder Benediktenkraut mischt:

Wermut (Herba absinthii) 30,0 g
Tausendguldenkraut (Herba centaurii) 30,0 g
Pfefferminze (Folia menthae piperitae) 30,0 g
Statt Tausendguldenkraut kann auch Benediktenkraut (Herba cardui benedicti) 30,0 eingesetzt werden. 1 gehäufter Teelöffel wird mit einem Viertelliter siedendem Wasser überbrüht. 10 Minuten gedeckt ziehen lassen, abseihen, 1 Tasse nach den Mahlzeiten, betont schluckweise trinken. Wermut allein oder in Teemischungen wird auch kurmäßig empfohlen bei allen Formen von Gallestörungen, welche nicht dringlichst auf den Operationstisch gehören. Länger als 3—4 Wochen allerdings wird eine solche Kur nicht durchgeführt. Zumindest wird eine Pause von 2 Wochen eingelegt.

Dem Wermut wird vom Volksmund auch eine wurmtreibende Wirkung zugeschrieben. Nachprüfungen haben gezeigt, daß dieser Effekt nicht überzeugend ist und erst bei Dosen, die schon Giftwirkung haben, auftritt. Wohl aber wirkt eine andere Artemisia, der Zitwer (Art. cina), stark gegen Würmer. Sie stammt aus Turkestan und ist giftig. In der Heilkunde wird sie als Ausgangsprodukt für das Wurmmittel Santonin genutzt.

Die Anwendungen von Wermut

Der Tee:
1 Teelöffel wird mit einem Viertelliter siedendem Wasser überbrüht. 10 Minuten ziehen lassen, abseihen. Bei Bedarf 1 Tasse gut warm nach den Mahlzeiten. Dauer einer Kur: 3—4 Wochen, nicht länger.

Die Tinktur: (Tinctura absinthii) ist im Handel erhältlich. Einzeldosis: 10—30 Tropfen auf 1 Glas Wasser. Schluckweise trinken. Man kann sie, wie den Tee, bei Bedarf oder auch kurmäßig verwenden.

Wermut ist auch in zahlreichen Fertig-Mischpräparaten und -Tees enthalten. Neben Löwenzahn, Bitterorange, Fenchel, Melisse, Enzian, Kamille, auch in Abführmischungen mit Medizinalrhabarber und (oder) Faulbaum bzw. Senna. Überhaupt allen Kräutern, die bei der Behandlung von Verdauungsstörungen Rang und Namen haben, kann man „ein Tröpfchen Wermut" hinzufügen.

Sammeltips

Den Wermut findet man wild wachsend auf trockenen Böden, an Mauern, in der Umgebung von Burgruinen, wo er seinen Teil zum romantischen Flair des Ortes beiträgt, an Felsen und Wegrändern. Man sammelt zu Beginn der Blütezeit zwischen Juli und September. Die oberen zarten Triebe werden abgeschnitten und in Bündeln zum Trocknen aufgehängt. Anschließend zerkleinern und luftdicht aufbewahren. Wermut kann auch im Garten angepflanzt werden.

DER BEIFUSS (ARTEMISIA VULGARIS L.)

Vorsichtsmaßnahmen:
In der angegebenen Dosierung keine Nebenwirkungen. Ebenso wie der Wermut ist der Beifuß als Dauertee nicht geeignet. Auch sollten schwangere Frauen ihn nicht trinken, da er eine erregende Wirkung auf die Gebärmuttermuskulatur haben kann (wie Wermut).

Inhaltsstoffe:
Ätherisches Öl mit Cineol, Bitterstoffe, ferner Schleimstoffe, Gerbstoffe und Harze.

Vorkommen:
In ganz Europa auf Ödland, Böschungen, an Wegrändern.

Verwendete Pflanzenteile:
Das Kraut der oberen Pflanze.

Beifuß, auch wilder Wermut genannt, hat die gleichen Anwendungsgebiete wie der echte Wermut. Er wirkt schwächer als dieser, aber in vielen Fällen durchaus zufriedenstellend. Im Vordergrund steht die saftlockende Wirkung auf den Magen, weshalb er gerne als Tonikum bei der Magen-Untersäuerung gegeben wird. Auch fördert er die Galleproduktion und die Ausschwemmung der bereits gebildeten Galle. Diese Wirkungen sind ebenfalls milder als beim Wermut. Da aber Beifuß auch im Geschmack erträglicher ist, kann man ihn ohne

Grauen auch vor den Mahlzeiten genießen. Und hier liegt ein wesentlicher Punkt im Vergleich zu Wermut: Stets, wenn die Förderung der Magensaftproduktion vordringlich erwünscht ist, wählt man die Tasse Beifuß *vor* der Mahlzeit. Ist aber die gallefördernde Wirkung mehr erwünscht, dann greift man zur Tasse Wermut *nach* der Mahlzeit. Selbstverständlich kann man jede beliebige Abstufung durch Mischen der beiden im Wesen gleichartigen Pflanzen erreichen:

Wermut (Herba absinthii) 30,0 g
Beifuß (Herba artemisiae) 10,0 g
oder umgekehrt im Mengenverhältnis. In jedem Fall ist zur Geschmacksverbesserung und zur Ergänzung der Wirkung zusätzlich das Beifügen von Pfefferminze angebracht: Pfefferminze (Folia menthae pip.) 30,0 g
Vom Gemisch nimmt man 1 guten Teelöffel, welchen man mit siedendem Wasser (1/4 Liter) überbrüht. Wichtig ist immer das schluckweise Trinken des gut warmen Tees. Abhängig von der Anzahl der größeren Mahlzeiten nimmt man 1—3 Tassen täglich. Eine Kur zur Magenkräftigung bzw. zur Verbesserung des Gallenflusses mit diesen Kräutern dauert etwa 4 Wochen.

Ursprünglich galt Beifuß als Mittel gegen nervöse und psychische Erregungszustände, insbesondere auch als Pflanze gegen Epilepsie. Dabei wurde gewöhnlich die pulverisierte Wurzel benutzt. Nun gibt es heute hier bedeutend verläßlichere Medikamente. Für gewisse Störungen aber, die in diese Richtung gehen, kann man den Beifuß nach wie vor nutzen: zum Abfangen von regelmäßig wiederkehrenden Erregungszuständen, wie etwa das Quartaltrinken. Die meisten davon Betroffenen wissen schon einige Tage vorher, wann wieder Gefahr droht, zumindest bei einem gewissen Maß an Selbstbeobachtung. Hier kann Beifuß (3 x 1 Tasse) das ärgste verhindern. Deshalb dürfen wir Beifuß auch zu den Kräutern mit Biorhythmus regulierender Wirkung zählen *).

*) Siehe auch Böhmig, Das große Buch der natürlichen Heilkunde, Seite 92—100.

Die Anwendungen von Beifuß

Wir verwenden nur den *Tee:*

1 guter Teelöffel Beifußkraut wird mit einem Viertelliter siedendem Wasser überbrüht. 10 Minuten gedeckt ziehen lassen. Abseihen und in kleinen Schlucken gut warm trinken.

Beliebt ist folgende Mischung mit Pfefferminze und Bitterorange: beide wirken geschmacksverbessernd. Die Pfefferminze unterstützt den Beifuß in seiner verdauungsfördernden Wirkung. Auch die Bitterorange in gewisser Hinsicht, hauptsächlich aber unterstützt sie den psychisch stabilisierenden Effekt des Beifuß.

Beifuß (Herba artemisia) 5,0 g
Pfefferminze (Folia menthae piperitae) 20,0 g
Bitterorange (Folia aurantii) 20,0 g
In diesem Gemisch ist nur wenig Beifuß enthalten. Man nimmt einen Teelöffel pro Tasse, 1/4 Stunde *vor* den Hauptmahlzeiten.

Beifuß als Gewürz

H. Hertwig schreibt, daß Beifuß „in der alten Küche nie bei Wild, Geflügel und Schweinebraten vergessen wurde“, und er fügt hinzu: „Wer weiß, ob wir je eine vegetarische Bewegung bekommen hätten, wenn die Pflanzen (wie Beifuß) nicht größtenteils langsam aus dem Haushalt verschwunden wären.“ Damit meint er (ganz ernst), daß, seit Mutter bei der Zubereitung von Fleischspeisen Beifuß und ähnliche Gewürze vernachlässigt, diese so fad schmeckten, daß die Familie lieber von Pflanzenkost Gebrauch mache. Nun, die Ursachen für die Ausbreitung der vegetarischen Bewegung werden wohl tiefer liegen, doch stimmt es, daß Beifuß als hervorragendes Gewürz gerade für Fleischspeisen gilt. Alles, was fett ist: fettes Schweinefleisch, Schweineschmalz, Gänsebraten, Aal, Pastete, wird dadurch verdaulicher. Es sind das *nicht* die empfehlenswertesten Speisen; sie sollten nur gelegentlich gegessen werden. Doch dann kann Beifuß Aroma und Verträglichkeit verbessern.

Sammeltips

Ähnlich wie Wermut wächst Beifuß gerne in der Nähe alter Gemäuer, an Schutthalden, Wegrändern und Böschungen. Die Ernte erfolgt zur Blütezeit zwischen Juli und September. Man schneidet die wirkstoffreicheren Spitzen der Pflanze ab und trocknet diese gebündelt. Zerkleinern und luftdicht aufbewahren.

Verstopfung (Obstipation) und Heilkräuter

Die Medizin kennt den Begriff vom „Mittel der Wahl“: ein bestimmtes Mittel, das bei einer bestimmten Störung souverän besteht. Etwa die Gabe von Antibiotika bei hochfiebernder Sepsis, vom entsprechenden Serum bei Diphterie, die Anwendung der Operation bei der akuten Blinddarmentzündung.

Heilkräuter mit abführender Wirkung sind bei der so verbreiteten chronischen Verstopfung *keine* Mittel der Wahl. Wohl wirken sie teilweise sehr gut, lösen dann aber stets pro *Einzelgabe einen,* bestenfalls einige Stuhlgänge aus, während das der chronischen Verstopfung zugrundeliegende Krankheitsgeschehen nicht nur nicht angetastet wird, sondern durch den Dauergebrauch bestimmter Pflanzen, und das sind die mit der verläßlichsten Wirkung, nur verschlechtert wird. Diese Pflanzen verdienen den Namen „Heil“-Pflanzen auch nicht zu Recht. *Ein* Stuhlgang wird durch sie *provoziert,* wobei dem ganzen ein chemischer Umlagerungsprozeß zugrundeliegt. Die Entleerungen entstehen unphysiologisch, also nicht auf normale Weise. Dementsprechend ist auch die Zusammensetzung des Stuhles, welche ja genauso wie die Zusammensetzung der Ernährung „vollwertig“ sein soll (nur im umgekehrten Sinn), nicht mehr in Ordnung. Einseitige Verluste sind die Folge.

> Wirklich „heilsame“ Pflanzen bei der chronischen Verstopfung sind nicht bei den Heilkräutern zu suchen, sondern bei den Nahrungsmitteln. Deshalb liegen die „Mittel der Wahl“ hier auch auf dem Ernährungssektor: Gezielte Karenzen, Aufbau einer der die Verdauung erleichternden Normalkost stehen an erster Stelle. *Leinsamen, Früchte, Algen* sind „Mittel“, die man unbeschadet auch über einen (lebens)langen Zeitraum zur Stuhlförderung nehmen kann, weil sie ja ihrem Wesen nach Nahrungsmittel und keine Heilkräuter sind.

Deshalb wird der an der chronischen Verstopfung und deren naturnahen Behandlungsmöglichkeiten interessierte Leser sich in erster Linie aus den entsprechenden Kapiteln im Abschnitt über Ernährung informieren.

Es gibt nun doch Umstände, bei denen die Anwendung der stärkeren pflanzlichen Abführmittel (das sind die *emodinhältigen* Pflanzen *Medizinalrhabarber, Faulbaum, Senna* und *Aloe)* angebracht ist. Das

ist bei der *situationsbedingten* Verstopfung des meist Darmgesunden, wie sie bei Reisen, Ortswechsel, Kostwechsel, Nahrungskarenzen, auch bei längerer erzwungener Bettruhe, Wochenbett und in Begleitung fieberhafter Erkrankungen auftritt. Hier kann man durch *vorübergehenden* Gebrauch solcher Mittel prompte und verläßliche Erleichterung finden. Doch darf aus dem vorübergehenden Gebrauch kein Dauergebrauch werden. Die Gefahr ist groß.
Sennesschoten heißen deshalb „Mutterblätter", weil sie den jungen Müttern im Wochenbett verabreicht wurden. Und wie viele sind dabei geblieben! Das Kind ist längst erwachsen, und die Mutter nimmt immer noch *Senna.*
Neben diesen *emodinhältigen* pflanzlichen Abführmitteln sind im anschließenden Kapitel *emodinfreie* beschrieben: *Schlehdorn, Erdrauch, Esche, Mannaesche.*
Ihr Wirkmechanismus ist ein anderer, weniger schädlicher. Man kann sie auch über einen längeren Zeitraum nutzen. Die Gefahr der Abhängigkeit ist sehr gering. Ihre Wirkungsintensität reicht an die der emodinhältigen Pflanzen nicht heran, wird aber in vielen Fällen ausreichen.
Es ist schon ein Erfolg, wenn ein Leser, der seit Jahren an *Senna, Aloe* oder an eines der entsprechenden synthetischen Abführmittel gewöhnt ist, auf eines dieser *emodinfreien* pflanzlichen Mittel umsteigt, es zur Überbrückung verwendet, um schließlich über die Ernährung als „Mittel der Wahl" bei der chonischen Verstopfung zu einem richtigen Stuhlgang findet.

Emodinhältige Abführmittel

Sie gehören zu den meistgebrauchten Pflanzen überhaupt, zugleich aber zu jenen, mit denen am meisten Mißbrauch betrieben wird: *Medizinalrhabarber, Faulbaum, Senna* und *Aloe* sind die wichtigsten und bekanntesten *emodinhältigen* Abführmittel.
Emodine sind Stoffe, die ihren Angriffspunkt im Dickdarm haben und abführend wirken. Chemisch sind diese Stoffe *Anthrachinone;* man nennt die Pflanzen, welche sie enthalten, auch *Anthrachinon-Drogen.*
Sie alle sind bedenklich, da sie bei Dauergebrauch zu Schäden führen: am Dickdarm, an der Niere, am Gefäßsystem, insbesondere an den Becken- und Beinvenen. So führen diese Mittel auch zu verstärkter Ausbildung von *Hämorrhoiden* und *Krampfadern.* Ein

Teufelskreis: Durch Krampfadern wird man unbeweglicher, Hämorrhoiden stören den normalen Stuhlgang. Dadurch verschlimmert sich die chronische Verstopfung. Viele erhöhen nun die Dosis ihres emodinhältigen Abführmittels. Die Folge: Weitere Verschlechterung von Hämorrhoiden und Krampfadern, zunehmende Verstopfung, neuerliche Erhöhung der Dosen, und so fort. Unabhängig davon gewöhnt sich der Körper allmählich an diese Mittel sosehr, daß zur Erzielung desselben abführenden Effektes auch aus diesem Grunde zunehmend größere Einzelgaben benötigt werden. Die wirksamen Dosen sind dann bald im Bereich der giftigen.

Besondere Schäden treten am Dickdarm selbst auf: Ein Reizzustand, den man als Laxativ-Colon bezeichnet; das ist ein durch chronischen Abführmittelmißbrauch erkrankter Dickdarm. Die Veränderungen sind im wahrsten Sinne des Wortes so imponierend, daß sie der Röntgenarzt bei der Durchleuchtung mit bloßem Auge erkennt. Schließlich führt der bei chronischem Abführmittelmißbrauch ständig gesteigerte Flüssigkeitsverlust durch den Darm zur Verarmung des Körpers an Mineralien, insbesondere an Kalium. Das führt zu Symptomen, wie sie der Laie selten mit Abführmitteln in Verbindung bringt: konstante Müdigkeit; Muskelschwäche, auch des Darmes selbst; Schwindel; abnormes Durstgefühl. Auch „Spezial"-Symptome wie Impotenz können auf diesem Umweg letztlich durch Abführmittel mitverursacht werden. Durch Abführmittel allgemein, nicht nur durch emodinhältige; auch die emodinfreien pflanzlichen und die modernen synthetischen können diese Folgen haben — immer dann, wenn der stuhlfördernde Effekt mit chronisch gesteigertem Flüssigkeits- und damit Mineralienverlust verbunden ist.

In allen solchen Fällen wird man, wenn man schon Gebrauch von Abführmitteln macht, stets versuchen, die Mineralienbilanz des Körpers wieder in Ordnung zu bringen: etwa durch besondere Nutzung von Gemüse und Obst, z.B. in Form von Säften.

Die hier beschriebenen Nachteile der emodinhältigen Abführmittel sind nun nicht bei allen diesen Pflanzen in gleicher Weise vorhanden. Sie stehen aber in einem gewissen, gleichmäßigen Verhältnis zu ihrer Wirksamkeit.

Medizinalrhabarber und *Faulbaum* sind die beiden Mittel mit schwächerer Wirkung, zugleich weisen sie die geringeren Nebenerscheinungen auf, und es dauert auch länger, bis bei ihnen Gewöhnung auftritt. Eine Gewöhnung an das Mittel, welche zur Erhöhung der Dosis zwingt, ist aber auch bei ihnen oft schon nach zwei Wochen, fast immer nach zwei Monaten erfolgt. Also muß man auch mit Medizinalrhabarber und Faulbaum vorsichtig umgehen und sie wirklich nur zur Überbrückung nutzen, während man zugleich alle anderen Maßnahmen zur Wiedererziehung des Darmes einleitet: Entsprechende Karenzen, darmfördernde Vollwerternährung und Bewegung haben stets therapeutischen Vorrang.

Die *Aloe* steht in der abführenden Wirkung in der Mitte. Ihre schädigende Wirkung auf den Dickdarm bei längerem Gebrauch ist etwas stärker als bei Medizinalrhabarber und Faulbaum, aber geringer als bei Senna. Auch gewöhnt man sich nicht so schnell an Aloe wie an Senna. Da zusätzlich der abführende Effekt auch bei schwereren Verstopfungen als „meist ausreichend" bezeichnet werden kann, könnte man annehmen, mit ihr ein allgemein brauchbares Mittel an der Hand zu haben.

Leider nicht! Bei allen ihren Vorteilen hat die Aloe auch einen sehr ins Gewicht fallenden Nachteil: Von allen emodinhältigen Abführmitteln schädigt sie die *außerhalb* des Darmes liegenden Organe am meisten: die Nieren, die ableitenden Harnwege und die Beckenorgane. Und das schon bei geringer Überdosierung — denn die Aloe hat eine eng bemessene *therapeutische Breite.* Der Abstand von der noch unschädlichen (aber oft gerade erst wirksamen) Dosis und der giftigen ist nicht groß.

So steht Aloe auch völlig zu Recht unter Rezeptpflicht. Denn nur ein Arzt kann abschätzen, ob alle Voraussetzungen für ihre Anwendung gegeben sind, oder ob eine *Kontraindikation* besteht, das Vorliegen eines Leidens, bei dem man Aloe nicht geben darf.

Die *Senna* steht nicht unter Rezeptpflicht. Genau das aber macht sie problematisch. Von allen emodinhältigen Abführmitteln ist sie das meistgebrauchte, besser: meistmißbrauchte. Sie ist in zahlreichen Teemischungen enthalten und wird viel zu häufig als Dauermittel eingenommen. Die Gewöhnung an Senna nimmt oft beachtliche Ausmaße an. So ist dem Verfasser ein Fall bekannt, wo ein Patient in Eigenregie bis zu 20 (!) Tassen sennesblätterhältigen Tee im Tag getrunken hat, um eine Wirkung zu erzielen.

Senna ist ein zuverlässiges und recht kräftiges Abführmittel. Ihr Wert aber liegt darin, eine allfällige Verstopfung beim *sonst Darmgesunden* zu durchbrechen. Es gibt Menschen, die stets bei den gleichen Gelegenheiten von oft viele Tage andauernder Verstopfung geplagt sind (etwa bei Reisen und Ortswechsel), sonst aber eine normale Verdauung haben. Solche und ähnliche Anlässe sind das legitime Anwendungsgebiet von Senna, überhaupt von allen emodinhältigen Abführmitteln. Stets wird es ratsam sein, sich mit seinem Arzt über den möglichen und gezielten Einsatz dieses Mittels auszusprechen. Man muß zumindest über die Gefahren informiert sein. In diesem Sinne sind im folgenden die emodinhältigen Abführmittel im einzelnen beschrieben.

DER MEDIZINALRHABARBER (RHEUM PALMATUM L.)

Vorsichtsmaßnahmen:
Wegen des Gehaltes an Calziumoxalat für Gichtkranke sowie bei Neigung zu Nierensteinen nicht geeignet. Die Blätter aller Rhabarberarten sind giftig! Allergien kommen gelegentlich vor. Dosen einhalten!

Inhaltsstoffe:
Emodine als abführendes Prinzip. Gerb- und Bitterstoffe mit stopfender Wirkung. In kleinen Dosen überwiegt die stopfende Wirkung, in größeren Dosen die abführende.

Vorkommen:
Sibirien, Mongolei, China. In Europa kultiviert.

Verwendete Pflanzenteile:
Der Wurzelstock der mindestens fünfjährigen Pflanze.

Von allen hier besprochenen emodinhältigen Abführmitteln hat der Medizinalrhabarber die schwächste, aber auch schonendste Wirkung. Die Wurzel des heimischen Gartenrhabarbers (Rheum rhabarbarum) hat einen noch geringeren Emodingehalt. Sie findet in der Pflanzenheilkunde keine Verwendung. Wohl aber gibt es eine weitere Art von Rhabarber, den Rhapontic-Rhabarber, welcher ebenfalls aus Asien stammt. Er hat die gleiche Wirkung auf den Darm wie der Medizinalrhabarber, enthält aber zusätzlich einen Stoff, der eine dem weiblichen Follikelhormon ähnliche Wirkung entfaltet, das Rhaponticin. Diese Wirkung kann bei den Wechselbeschwerden der Frau erwünscht sein.

In kleineren Dosen (unter einem halben Gramm) wirkt der Medizinalrhabarber *stopfend.* Davon macht auch die Homöopathie Gebrauch, und zwar vorwiegend in der Kinderpraxis. Rheum D_2 (Verdünnung 1:100) gilt hier als Hauptmittel bei sauer riechenden, breiigen Durchfällen, besonders wenn sie durch das „Zahnen“

hervorgerufen sind, wobei zum Tragen kommt, daß Medizinalrhabarber auch einen beruhigenden Effekt hat. Gewöhnlich werden dreimal täglich 5—10 Tropfen verabreicht.
Bei Durchfällen des Erwachsenen mit kolikartigen Schmerzen wird meist die Urtinktur (Rheum ∅) bevorzugt. In Einzelgaben bis zu 30 Tropfen.
Bei Dosen über 0,5 g beginnt die abführende Wirkung zu überwiegen. Diese tritt bei richtig gewählter Dosis nach 6—10 Stunden in Form von breiigen Stühlen ein, wobei keine kolikartigen Leibschmerzen auftreten sollen. Treten diese dennoch auf, so war die Dosis zu hoch, oder aber man verträgt speziell den Medizinalrhabarber nicht, was gelegentlich vorkommt. Auffallend ist, daß ihn gerade ältere, eher schwächliche Menschen besonders gut vertragen. Einzeldosen über 2 g sind nicht üblich. Sollte die erwünschte Wirkung bei dieser Menge nicht eintreten, und man merkt zugleich, daß die Verträglichkeit gut ist, keine Leibschmerzen oder sonstigen Nebenerscheinungen auftreten (z.B. die seltenen Mundschleimhautentzündungen), dann ist es ratsam, auf eine Kombination, in der Medizinalrhabarber enthalten ist, überzugehen, etwa mit Faulbaum oder wenig Senna. Obwohl Medizinalrhabarber milder ist als Senna und Faulbaum, und auch nicht, wie Aloe, in größeren Dosen die Nieren schädigt, ist er nicht für den Dauergebrauch bestimmt. Jede chronische Verstopfung muß primär an der Wurzel behandelt werden; Ernährungsumstellung und gezielte Bewegung stehen hier an erster Stelle. Abführmittel, auch pflanzliche, dürfen lediglich zur Unterstützung herangezogen werden.
Eine unbedenkliche Nebenwirkung des Medizinalrhabarbers: er verfärbt den Harn. Die Chrysophansäure, einer seiner Bestandteile, wird durch die Nieren ausgeschieden. Saurer Harn wird dabei orangefarben, alkalischer Harn rot.
Die Chrysophansäure geht auch in die Milch stillender Frauen über und macht diese „leicht abführend" (H. Braun). Hier ist Vorsicht am Platze. Stillende Frauen sollten überhaupt keine Abführmittel nehmen, sondern sich, wenn sie verstopft sind, mit Einläufen behelfen.
Wie bei allen emodinhältigen Abführmitteln (Senna, Faulbaum, Kreuzdorn, Aloe, Medizinalrhabarber) bewirken *Überdosen* eine Blutanschoppung im Beckenbereich. Hämorrhoiden werden dadurch verschlechtert!

Die Anwendungen von Medizinalrhabarber

1. Der reine Medizinalrhabarber ist nicht gebräuchlich, wohl aber der *Mischtee* mit Faulbaum (Rhamnus frangula) und Schlehdorn (Prunus spinosa):

> *Rezept für den Mischtee:*
> 1 Teil Schlehdornblüten
> 2 Teile Faulbaumrinde
> 2 Teile Medizinalrhabarberwurzel
> 2 Teelöffel der Mischung mit einem Viertelliter siedendem Wasser überbrühen, 10 Minuten ziehen lassen, abseihen. Auf 2 Tagesdosen verteilt trinken. Zur Überwindung von Darmträgheit während oder nach Reisen gut geeignet.

2. Als *Einzelanwendung* ist der pulverisierte Wurzelstock gebräuchlich:
1 *Teelöffel* Pulver in einem Glas Wasser bei Verstopfung.
1 *Messerspitze* Pulver in einem Glas Wasser bei Sommerdurchfall.
Zur besseren Dosierung ist das Pulver, in Tablettenform gepreßt, erhältlich. Je nach Grad der Verstopfung 2—4—6 Tabletten als Einzeldosis.
Weitere Einzelanwendungen von Medizinalrhabarber sind die wäßrige und die alkoholische Tinktur.
a) Die *wäßrige Tinktur* (Tinctura rhei aquosa).
1—3 *Eßlöffel* als mildes Abführmittel.
1—3 *Teelöffel* gegen Durchfall. Bei Magenübelkeit 1 Teelöffel als appetitanregendes Mittel.
b) Die *alkoholische Tinktur* (Tinctura rhei vinosa).
Diese ist konzentrierter:
1—3 *Teelöffel* als mildes Abführmittel und
5—15 Tropfen gegen Durchfall.

3. Häufig wird Medizinalrhabarber in Abführspezialitäten als Basismittel oder als unterstützendes Mittel verwendet. Auch in sogenannten „Entfettungsdragees“ ist er enthalten.

DER FAULBAUM (RHAMNUS FRANGULA L.)

Vorsichtsmaßnahmen:
Nur die mindestens ein Jahr lang gelagerte Rinde verwenden! In der frischen Rinde sind Stoffe enthalten (Frangularoside), die Brechreiz, Erbrechen, in größeren Dosen auch blutigen Stuhl verursachen und nierenschädigend wirken. Diese Stoffe werden erst nach längerem Trocknungsvorgang zerstört.

Inhaltsstoffe:
Emodine als abführendes Prinzip, gut ausbalanciert durch Gerb-, Bitter- und Schleimstoffe.

Vorkommen:
In ganz Europa, mit Ausnahme der mittelmeernahen Gebiete. Speziell beim Faulbaum gibt es auch die nordamerikanische Art, Cascara sagrada, von der die vielfach bekannte Cascara-Rinde stammt: Sie ist in der Wirkung ähnlich wie der europäische Faulbaum, vielleicht etwas stärker abführend.

Verwendete Pflanzenteile:
Die Rinde, vorzugsweise die Innenrinde (Zweitrinde). Gelegentlich auch die Beeren. Diese heißen wegen ihrer darmreinigenden Wirkung auch „Purgierbeeren“.

Im Vergleich mit den anderen emodinhältigen pflanzlichen Abführmitteln nimmt der Faulbaum eine Mittelstellung ein: Er wirkt etwas stärker als der Medizinalrhabarber, aber schwächer als Aloe und Senna. Die bei normalen Dosen erzielte abführende Wirkung kann man als mild bis mittelstark bezeichnen. Da die kolikerregende Wirkung gering ist, kann man ihn auch bei der spastischen Obstipation, der Verstopfung mit zugleich verkrampften Darm, anwenden.
Im Gegensatz zu Aloe, Senna und Medizinalrhabarber ist die Wirkung der Einzelgabe meist über mehrere Tage ausgedehnt. Das hat den großen Vorteil, daß man in vielen Fällen chronischer Verstopfung mit zwei Wochengaben auskommt. Auf diese Weise setzt man den Dickdarm keinem Dauerreiz aus. Faulbaumrinde enthält weniger Gerbstoffe als der Medizinalrhabarber, wirkt also nicht wie dieser in kleinen Dosen stopfend. Sein guter Gehalt an Bitter- und Schleimstoffen aber schützt vor der unangenehmsten Nebenwirkung aller emodinhältigen Abführmittel: den schmerzhaften Koliken. Deshalb wird Faulbaumrinde auch gerne mit Senna oder Aloe gemischt.

Das ist in jenen Fällen angebracht, wo Faulbaum allein zu schwach ist, Senna oder Aloe aber in therapeutisch wirksamen Dosen zu viele Koliken verursachen. Die Mischung erfolgt dann je nach den individuellen Bedürfnissen in Abstimmung mit der Verträglichkeit.
Ein weiterer Vorteil des Faulbaumes gegenüber Senna und Aloe ist, daß bei weitem nicht so schnell Gewöhnung des Körpers an das Mittel eintritt. Manche Pharmakologen, wie K.O. Moeller, sind sogar der Meinung, daß es eine Gewöhnung überhaupt kaum gibt. Einer der häufigsten Fehler, den viele unter chronischer Verstopfung Leidende vor allem mit Senna machen, ist ja der, daß sie wegen Nachlassens der Wirkung auf eigene Faust die Dosis erhöhen und so in eine chronische Senna-Vergiftung hineinschlittern. Diese Gefahr besteht beim Faulbaum in deutlich geringerem Maße. Deshalb R. F. Weiss: „Aus allen diesen Gründen ist der Faulbaum für Kranke mit habitueller Obstipation (Anlage zu chronischer Verstopfung) besonders geeignet, denen wir zur *Wiedererziehung*)* des Darmes *eine Zeitlang*)* einen Abführtee verschreiben wollen."
Dieses Zitat beinhaltet die ganze Problematik der emodinhältigen pflanzlichen Abführmittel: Es hat keinen Sinn, zu sagen: „Ich leide unter chronische Verstopfung, aber jetzt habe ich ein gutes Mittel", und dieses dann womöglich ein Leben lang zu gebrauchen. Es ist unumgänglich, gleichzeitig auch die „Wiedererziehung" des Darmes in Angriff zu nehmen: Durch Umstellung der Lebensgewohnheiten, durch Nutzung heilsamer Diäten, durch regelmäßige Bewegung und/oder (falls das nicht möglich ist) durch verdauungsfördernde Atemübungen usw. Abführmittel dieser Art, auch pflanzliche, sind wirklich nur zur Überbrückung gedacht, für „eine Zeitlang". Das wird der Leser überdenken. Auch jener, der bereits seit zwanzig oder dreißig Jahren an die regelmäßige Einnahme solcher Mittel gewöhnt ist. Es ist, wie sich gezeigt hat, nie zu spät, auch mit anderen Maßnahmen zu beginnen und auf diese Weise vom Dauergebrauch emodinhältiger Abführmittel loszukommen.

Die Anwendungen des Faulbaumes

1. Der Kaltauszug:

1 Teelöffel von mindestens 1 Jahr lang getrockneter und kleingeschnittener Rinde wird in einem Viertelliter Wasser kalt angesetzt

*) vom Verfasser *kursiv* gesetzt.

und tagsüber unter mehrmaligem Umrühren ausgezogen. Abends abseihen, vor dem Schlafengehen lauwarm trinken.

Für den Schnellgebrauch der Decoct: 1 Teelöffel kleingeschnittene Rinde in 1 Tasse Wasser kalt ansetzen, erhitzen und kurz aufwallen lassen, abseihen. 10 Minuten ziehen lassen, gut filtern, um die gelösten Schleimstoffe zu entfernen. Abkühlen lassen bis lauwarm. Vor dem Schlafengehen trinken.

2. *Der Fluid-Extrakt* (die Tropfen) der Faulbaumrinde ist im Handel erhältlich und empfehlenswerter, da hier der Vorteil einer exakteren Dosierung besteht. Abends 20—40 Tropfen in einem Glas Wasser, eventuell auch in nicht zu warmem Kamillen-, Minzen-, Fenchel- oder Kümmeltee — wenn leberentstauende oder blähungswidrige Wirkung erwünscht wird.
Bei gleichzeitigem Bestehen von starken Dickdarmkrämpfen wird der Fluidextrakt der Faulbaumrinde auch mit kleineren Mengen des Extraktes der krampflösenden Tollkirsche (Atropa belladonna) gemischt. Das muß der Arzt beurteilen, und nur er darf es verschreiben:

Rp. Extr. Belladonnae 0,5
Extr. Frangulae Fluid. ad 30,0
M.D.S. Abends 30 Tropfen in Wasser*)

Es gibt auch einen „entbitterten" Fluidextrakt der Faulbaumrinde: Extractum frangulae fluidum *examaratum* für jene, die Bittermittel nicht gut vertragen. Das ist z.B. bei Verstopfung mit gleichzeitiger Magenübersäuerung der Fall, oder bei Leuten, welche die appetitanregende Wirkung des Bitterstoffes nicht schätzen, da sie ohnedies schon Übergewicht haben. Die Dosierung ist dieselbe: abends 20—40 Tropfen in einem Glas Wasser, je nach Bedarf. Man sollte in diesen speziellen Fällen davon Gebrauch machen, insbesondere da der entbitterte Extrakt kaum teurer ist als der gewöhnliche.

*) M.D.S. = Misce, da, signa! (mische, gib, bezeichne). Anweisung für den Apotheker. Die Angaben sind in Milliliter. Rp. darf nur ein Arzt schreiben, und diese Anweisung ist nur über ärztliche Rezeptur möglich.

3. Praktisch ist auch das *Frangula-Elixier.* Hier ist ein Teelöffel die Einzeldosis.
Außerdem ist Faulbaum in fertigen Teemischungen in verschiedenen Abführdragees und in einem Mischgranulat enthalten.

DIE SENNA (CASSIA ANGUSTIFOLIA VAHL)

Vorsichtsmaßnahmen:
Für den Dauergebrauch nicht geeignet! Reizerscheinungen am Dickdarm sowie Störungen des Mineralienhaushaltes sind die Folgen. Während der Schwangerschaft ist Senna gefährlich! Hier können schon Einzeldosen eine Frühgeburt mitauslösen. Senna nur als *Kaltauszug* verwenden! Bei Erhitzen lösen sich Harze, die äußerst schmerzhaftes Bauchgrimmen verursachen können.

Inhaltsstoffe:
Emodine als abführendes Prinzip, wobei die Wirkung durch weinsaure Salze verstärkt wird. 10% Schleimstoffe, weiters Harze. Es gibt auch künstlich entharzte Sennesblätter. Diese sind verträglicher, haben aber einen schwächeren abführenden Effekt.

Vorkommen:
In Indien als Tinevelly-Senna, in Nordafrika als Alexandrina-Senna.

Verwendete Pflanzenteile:
Die stärker wirkenden Blätter, von denen eigentlich nur die abgetrennten Blatt-Fiedern verwendet werden. Die schwächer wirkenden, blattähnlichen Früchte (Schoten = Mutterblätter).

Senna ist ein Mittel für die akute Verstopfung. Sie wirkt zuverlässig und auch recht kräftig, wobei die Art der Wirkung in erster Linie dosisabhängig ist:
1—2 g Sennesblätter oder 3—5 g Sennesschoten (Mutterblätter) führen nach 5—10 Stunden zur Entleerung von breiigem Stuhl, gewöhnlich noch ohne besondere Leibschmerzen. Höhere Dosen wirken etwas schneller, die Entleerungen werden flüssiger und sind mit oft sehr starken Koliken verbunden. Ab 6 g Sennesblätter (bzw. 15 g Sennesschoten) kommt es zu stärkeren Nebenwirkungen: Gleichgewichtsstörungen, Übelkeit, Erbrechen, Kreislaufkollaps. Das sind echte Vergiftungserscheinungen. Die Zeitdauer von der Einnahme von Senna bis zum Eintreten der Wirkung ist davon abhängig, wieviel Zeit das Mittel benötigt, um bis in den Dickdarm

zu gelangen. Die dort vorhandenen normalen Darmbakterien lagern bestimmte Moleküle der Senna um (Anthrone zu Anthranolen). Dann erst tritt der Erfolg ein.
Die Wirkung der Senna ist also auch von den Dickdarmbakterien abhängig. Gebraucht man nun Senna ständig, kommt es zum Verschleiß und auch — durch die forcierte Ausscheidung — zum Verlust dieser Bakterien. Das ist einer der Gründe, wieso man immer mehr Senna für denselben Effekt, nämlich für *einen* Stuhlgang, benötigt.
Chronischer Senna-Gebrauch ist immer Mißbrauch. Es kommt dann zu beträchtlichen Störungen lokaler und allgemeiner Natur. Die wichtigsten:
1. Der „Abführmittel-Dickdarm“ (Laxativ-Colon).
Veränderungen am Dickdarm in einem Ausmaß, daß sie der Röntgenarzt bei der Durchleuchtung mit freiem Auge (!) erkennt.
2. Stauungen der Beckenvenen durch chronische Blutüberfüllung. Das führt zu Hämorrhoiden, welche ihrerseits wieder die Verstopfung verschlechtern. Ein typischer Fall von schädlichem Kreislauf: Chronische Verstopfung — chronische Senna-Einnahme — Hämorrhoiden — noch mehr Verstopfung — noch mehr Senna — noch mehr Hämorrhoiden usw.
Auf die gleiche Weise wird durch chronischen Senna-Mißbrauch auch das Entstehen von Krampfadern der Beine gefördert. Wie viele Damen ärgern sich über ihre Krampfadern und wissen nicht, daß der tägliche Abführtee mit emodinhältigen Mitteln einen guten Teil der Mitschuld trägt!
Man nennt die Sennesschoten auch „Mutterblätter“. Sie waren nämlich der beliebte Abführtee der jungen Mütter im Wochenbett. Wie viele solcher jungen Mütter aber haben sich bei dieser Gelegenheit den chronischen Senna-Mißbrauch angewöhnt und sich auch so (nicht nur „durch die Kinder“) die Krampfadern gezüchtet!
3. Allgemeine Zellstoffwechselstörungen entstehen aus mehreren Gründen bei chronischem Senna-Mißbrauch. Einer davon: Vitamine, Mineralien und Spurenelemente, deren Aufnahme an die Funktionstüchtigkeit der Darmbakterien gebunden sind, gelangen unzureichend in den Körper. Die Folge: unter anderem frühzeitige Überalterung.
Senna, für sich allein gegeben, hat überhaupt nur eine einzige Berechtigung: Wenn es darum geht, eine starke *akute* Verstopfung bei einem *sonst darmgesunden* Menschen zu durchbrechen.

Akute Fälle aber sind immer Zweifelsfälle. Deshalb, und aus dem vorher Gesagten, wird der Leser einsehen, daß man hier, und überhaupt bei Senna, die Entscheidung besser dem Arzt überläßt. Kleine Dosen von Senna als Bestandteil von Abführmischungen sind eher vertretbar: auf einen begrenzten, gut kalkulierten Zeitraum. Gleichwohl ist auch hier Vorsicht am Platz. Als Laie verliert man zu leicht die Kontrolle.

Die Anwendungen von Senna

Der Kaltauszug aus reiner Senna wird nur bei Neigung zu gelegentlicher akuter Verstopfung bei *sonst gesundem* Darm verwendet. Einverständnis des Arztes einholen!

> 1/2 — 1 Teelöffel der Blätter („Nebenblätter", Blattfiedern) oder 1 — 2 Teelöffel der Schoten (Mutterblätter) werden in einem Viertelliter Wasser kalt angesetzt und tagsüber belassen. Mehrmals umrühren. Abends 1 Tasse. Der Effekt tritt meist in den frühen Morgenstunden ein.

Da die Harze der Senna einen guten Teil der kolikerzeugenden Wirkung ausmachen, kann man die etwas schwächeren entharzten Sennesblätter benutzen: Folia sennae deresinatae. Zubereitung wie oben.
Es gibt zahlreiche Sennazubereitungen mit anderen Pflanzen im Gemisch.

Eine Auswahl:
Der „Wiener Trank" (Infusum sennae compositum) enthält Senna, Manna und Seignettesalz:
Einzeldosis: 1 — 3 Teelöffel.

Das Kurella'sche Brustpulver (Pulvis liquiritiae compositus) mit Senna, Fenchel, Süßholz und Schwefel:
Einzeldosis 1 — 3 Teelöffel.

Der Sirup (Sirupus sennae) enthält außer Senna noch Fenchel:
Einzeldosis 1 — 3 Teelöffel.

Außerdem ist Senna in einer Anzahl bekannter Teemischungen enthalten. Gerade, weil sie verläßlich wirken, erfreuen sie sich großer

Beliebtheit. Doch darf man nicht vergessen, daß sie bei längerem Gebrauch ebenso verläßlich zu schädlichen Nebenwirkungen führen.

DIE ALOE (ALOE FEROX MILL.)

Vorsichtsmaßnahmen:

Bei Überdosierung Nierenschädigung möglich. Bei Neigung zu Nierenbecken- und Blasenblutungen verstärkt die Aloe das Leiden. Ebenso wird die Menstruationsblutung verstärkt. Während der Schwangerschaft ist Aloe ebenso wie Senna gefährlich. Es können Frühgeburten schon durch Einzeldosen mitausgelöst werden. Hämorrhoiden und Beinvenenleiden werden durch Aloe verstärkt.

Inhaltsstoffe:

Das Emodin Aloin als wirksames Prinzip. Weiters Harze und Bitterstoffe.

Vorkommen:

Die Aloe ferox stammt aus Südafrika. Eine zweite, gleich wirkende Art, die Aloe vulgaris, wächst in Indien, Nordafrika und auch in Südeuropa.

Verwendete Pflanzenteile:

Die Blätter bzw. deren eingedickter Saft. Dieser wird nach dem Erstarren zu Tropfen, Pillen oder Zäpfchen verarbeitet.

Auch die Aloe ist, wie man an den möglichen Nebenwirkungen ersieht, ein bedenkliches Mittel. Sie hat, im Vergleich mit den anderen emodinhältigen Abführmitteln, Ähnlichkeiten sowohl mit dem Medizinalrhabarber als auch mit der Senna. Wie im Medizinalrhabarber sind auch in der Aloe neben den Abführstoffen Bittermittel enthalten. Während diese aber beim Medizinalrhabarber in kleiner Dosierung überwiegen und zusammen mit den Gerbstoffen eine stopfende Wirkung entfalten — der abführende Effekt schlägt beim Medizinalrhabarber erst in größeren Dosen durch —, ist bei der Aloe auch in kleinen Dosen neben der Bittermittelwirkung ein (wenn auch entsprechend geringerer) abführender Effekt vorhanden. Davon macht man Gebrauch, wenn es darum geht, den Magen zu tonisieren und zugleich eine milde stuhlfördernde Wirkung zu haben. Die verschiedenen Aloetinkturen, Tinctura aloe und Tinctura aloe compositum, sind für diesen Zweck gedacht. Von ihnen gibt man 10—15 Tropfen vor den Mahlzeiten.

In dieser Darreichungsform ist die Aloe auch über einen gewissen Zeitraum (2—4 Wochen) durchaus angebracht. Nebenwirkungen sind nur dann zu befürchten, wenn man an einer der unter der Rubrik „Vorsichtsmaßnahmen" angegebenen Krankheiten leidet, bzw. bei Schwangerschaften.
Anders bei größerer Dosierung: Hier ähnelt, was die Bedenklichkeit anbetrifft, Aloe mehr der Senna. Nur ist der Schwerpunkt verschoben. Auf der einen Seite schädigt Aloe in Dosierungen, welche vergleichbare Wirkung bringen, nicht ganz so wie Senna den Dickdarm selbst, anderseits sind die außerhalb des Darmes angerichteten Schäden größer, besonders die auf den Nieren und an den Beckenorganen. Ebenso wie bei Senna treten die Schädigungen erst bei längerem Gebrauch auf, dann allerdings sehr „verläßlich".
Wir müssen also auch hier wieder, wie bei allen emodinhältigen Abführmitteln, vor Dauergebrauch warnen.
Schon Sebastian Kneipp, der die Aloe in richtiger Anwendung sehr schätzte, hat darauf aufmerksam gemacht.

Kneipps Rezepte:
Zur Reinigung des Magens „gründlich ohne die geringste Blähung" gab er 1 Messerspitze Aloepulver mit 1 Kaffeelöffel Honig.
Und für abführende Zwecke Aloe im Gemisch mit anderen Pflanzen:
1 Messerspitze Aloepulver
1 Kaffeelöffel Fenchel
2 („ein paar" *)) Messerspitzen Foenum graecum (Bockshornkleesamen) und „Holunderblüten für 2 Tassen Tee".

Dieses Gemisch wird in zwei Teilgaben genommen: Je 1 Tasse Tee an zwei aufeinanderfolgenden Tagen, so schreibt es Kneipp vor. Er warnt vor dem Gebrauch über „längere Zeit". Der Effekt ist mild, aber brauchbar: „Die Wirkung, die nicht in heftigem Abführen, sondern lediglich in reichhaltigem Stuhlgang besteht, tritt erst nach zwölf bis dreißig Stunden ein."

*) Man darf annehmen, daß Kneipp unter „ein paar" nicht „einige wenige", sondern exakt 2 verstanden hat.

In dieser Form, und in der Begrenzung der Anwendung auf zwei, allenfalls drei Tage, ist beim sonst Gesunden (siehe Rubrik „Vorsichtsmaßnahmen") gegen Aloe auch nichts einzuwenden.
Jeder Dauergebrauch aber ist, wie bei allen emodinhältigen Abführmitteln, echter Mißbrauch. Dem ist bei Aloe insofern ein Riegel vorgeschoben, da sie rezeptpflichtig ist. Völlig zu Recht, denn für ihre Anwendung ist eine Diagnose notwendig, zumindest im Sinne einer Beurteilung, ob man für dieses Mittel überhaupt geeignet oder ob direkter Schaden zu befürchten ist.
Der Verkauf anderer emodinhältiger Spezialitäten ist freizügiger gestaltet. Medizinalrhabarber, Faulbaum und Senna verursachen seltener Sofortschäden, gehören aber gerade, weil sie frei erhältlich sind, zu jenen Pflanzen, die durch vielgeübten, aber unkontrollierten Dauergebrauch die meisten Spätschäden anrichten.

Die Anwendungen von Aloe

Üblicherweise werden heute aus Aloe *Pillen* hergestellt. Das hat den Vorteil der exakten Dosierung — gegenüber dem unscharfen Begriff der „Messerspitze" in Kneipps Originalrezept.
Es gibt Pillen, die nur Aloe enthalten, und zwar 1/10 Gramm des Pulvers pro Pille. Davon werden 1—2 Pillen — abends einzunehmen — verschrieben.
Durch Metallsalze wird die Wirkung verstärkt, da das Emodin Aloin dadurch leichter gespalten wird. Davon macht man Gebrauch, indem man dem Aloepulver bei der Herstellung der Pillen Eisensalze hinzufügt. Das sind dann die Pilulae aloeticae ferratae, von denen gewöhnlich 2—3, abends einzunehmen, verschrieben werden.
Schließlich gibt es eine Reihe von Spezialitäten, in denen Aloe mitenthalten ist. Zum Teil recht unterschiedliche Kombinationen. Darunter die Pilulae laxantes, Abführpillen der „Deutschen Rezeptformeln" (DRF 203):
Aloe im Gemisch mit Bierhefe-Extrakt und Jalapaknolle. Letztere wirkt auf den Dünndarm.
Dosierung: 1—2 Pillen abends.
Und die stärker wirkenden Pilulae laxantes fortes (DRF 204):
Hier ist an Stelle der Jalapaknolle das Jalapaharz verwendet. Außerdem das Fußblatt (Podophyllum peltatum), welches allerdings durch Darmreizung Schmerzen verursachen kann.
Dosierung: 1—2 Pillen abends.

Emodinfreie Abführmittel

Neben den zwar verläßlich wirksamen, aber problematischen emodinhältigen Abführmitteln gibt es eine Reihe von Pflanzen mit ebenfalls stuhlförderndem Effekt, die jedoch frei von Emodinen sind. Manche von ihnen allerdings kann man nicht empfehlen. Ihre gleichzeitige Giftwirkung verbietet es, sie „hausgemacht" zu verwenden.

Dazu gehört die *Zaunwinde* (Calystegia sepium) und die *Ackerwinde* (Convulvulus arvensis). Bei ihnen riskiert man Schäden der Darmschleimhaut, während die Wirksamkeit eher unverläßlich ist, da der stopfend wirkende Gerbstoffgehalt dieser Pflanzen sehr schwankt. Dadurch kann die abführende Wirkung ihrer Harze wieder aufgehoben werden.

Das *Bingelkraut* (Mercurialis annua), gebietsweise recht beliebt, wirkt viel zu drastisch und zugleich nierenreizend. Frisches Bingelkraut hat schon tödliche Vergiftungen verursacht. Auch das *Süßholz* = Lakritze (Glycyrrhiza glabra) ist nicht unbedenklich. Die Glyzyrrhetinsäure verursacht Blutdruckanstieg. Aber auch die von diesem Stoff befreite Wurzel hat noch Nachteile: Durch einen cortisonähnlichen Stoff kann es zu Wasseransammlungen im Gewebe (Vollmondgesicht) kommen. Pflanzen wie *Wegwarte* (Cichorium intybus), *Tüpfelgarn* (Polypodium vulgare) und der Parasit *Quendelseide* (Cuscuta epithymum) werden nicht selten gegen Verstopfung empfohlen. Sie sind nicht bedenklich und wirken, wie sich gezeigt hat, ausgesprochen individuell. Man muß regelrecht ausprobieren, ob man damit Erfolg hat. Es ist ähnlich wie bei dem alten Hausmittel *Olivenöl:* 1 Eßlöffel, mit etwas Zitronensaft, morgens auf nüchternem Magen: Bei dem einen wirkt das; beim nächsten, obwohl die Störung gleichartig ist, nicht *).

Ein Versuch mit diesen Mitteln kann sich jedoch lohnen, insbesondere wenn man festgestellt hat, daß sie selbst bei längerer Anwendung keine unangenehmen Nebenwirkungen haben.

Im folgenden werden vier Pflanzen mit *relativ brauchbarer Wirkung* beschrieben.

*) Möglicherweise hängt das von der vegetativen Ausgangslage bzw. von der Ausbildung eines Magen-Dickdarmreflexes ab.

Der *Schlehdorn,* der *Erdrauch,* die *Esche* und die *Manna-Esche.* Es sind dies Mittel, von denen man sich noch am meisten erwarten kann. Ihre abführende Wirkung ist mild, aber brauchbar; sie wirken auf einen breiten Patientenkreis mit chronisch trägem Stuhl, sind also gewissermaßen verläßlich. Auch sind sie, wenn man sich an die angegebenen Dosen hält, nicht schädlich. So gut wie die emodinhältigen Abführmittel wirken sie nicht, sind aber gesünder. Es gibt keine Heilpflanzen, die beides haben: prompte Wirksamkeit und zugleich völlige Unschädlichkeit bei der Behandlung der Verstopfung. Doch wurde schon erwähnt, daß das „Mittel der Wahl" bei der Verstopfung nicht bei den Heilpflanzen zu suchen ist, sondern bei der Ernährung und der Bewegung.

DER SCHLEHDORN (PRUNUS SPINOSA L.)

Vorsichtsmaßnahmen:
Dosen bei Verwendung der Blüten einhalten. Sonst keine besonderen.

Inhaltsstoffe:
Nitrilglukosid, Flavonglykoside, Spuren von Amygdalin in den Blüten. Gerbstoffe, Fruchtsäuren, Vitamin C in den Früchten.

Vorkommen:
Verbreitet auf kalkreichen Böden.

Verwendete Pflanzenteile:
Zur Stuhlregulierung die Blüten, seltener die Blätter. Die Früchte wirken appetitanregend.

H. Hertwig hat den Begriff des „Deutschen Familien-Gesundheitstees" geprägt. Dieser „ist kein Heiltee, sondern ein Genußmittel, das regelmäßig zum Frühstück und zum Abendessen getrunken werden sollte". In diesem Tee ist auch der Schlehdorn enthalten. Und zwar im „Haus- und Familientee, der gemischt ist aus: Brombeer-, Himbeer-, Erdbeer-, Schwarzen Johannisbeer- und Schlehenblättern". „Solche Teesorten aus deutschen Blättern", sagt Hertwig, „sollten bei uns ebenso ein Nationalgetränk werden wie der Schwarze Tee in China." Die fünf Blätter dieses Tees werden „fermentiert". Frisch gepflückt, läßt man sie zunächst 40 Stunden welken. Dann werden sie gerollt, unter feuchte Leinentücher gelegt, wo sie mehrere

Stunden gären sollen, und schließlich neuerlich getrocknet. Die Wirkung auf den Darm hebt sich bei diesem Gemisch bei gleichmäßiger Verteilung auf. Wenn man aber den Anteil der Schlehenblätter verstärkt, kommt es zu einer (sehr) milden stuhlfördernden Wirkung. Wirksamer sind die Blüten des Schlehdorns. Die kann man bei Neigung zu härterem Stuhl auch längere Zeit zur täglichen Teezubereitung verwenden. Neben der leicht abführenden Wirkung ist auch ein ebenso leichter entwässernder Effekt vorhanden. Das ist gewöhnlich erwünscht. Menschen, die nachts ohnedies stärker entwässern, sollten den Tee daher nur morgens trinken.

Die Anwendungen des Schlehdorns

Der Tee aus den Blüten: 2 Teelöffel Blüten werden mit einem Viertelliter Wasser überbrüht, 10 Minuten ziehen lassen, abseihen, in kleinen Schlucken trinken.

Etwas stärker abführend wirkt *der Absud:* 2 Teelöffel Blüten werden kalt angesetzt, zum Sieden erhitzt, kurz aufkochen lassen, vom Herd nehmen und abseihen.
Die Blätter werden in gleicher Weise verarbeitet, haben aber einen geringeren abführenden Effekt, während die Zubereitungen aus den Früchten (Marmeladen, Säfte) mehr als kräftigendes, appetitanregendes Mittel verwendet werden. Andere Zubereitungen, wie Extrakte, Aquae und Tinkturen sind beim Schlehdorn nicht üblich, außer in der Homöopathie, wo der Schlehdorn (= Schwarzdorn), ähnlich wie der Weißdorn, in Urtinktur und Niederpotenzen meist zur Herzkräftigung verwendet wird.

Sammeltips

Schlehdorn blüht im zeitigen Frühling: März bis April. Die Blüten werden in dieser Zeit gesammelt und im Schatten getrocknet. Die Blätter werden nach dem Abblühen des Schlehdorns im Mai geerntet, die Früchte im späten Herbst.

DER ERDRAUCH (FUMARIA OFFICINALIS L.)

Vorsichtsmaßnahmen:

Überdosierung kann Bauchgrimmen verursachen, daher Dosen präzise einhalten!

Inhaltsstoffe:

Eine Reihe von Alkaloiden: Protropin, Fumarin, Cryptocavin, Corydalin, Sinactin u.a., Bitterstoffe, Harze, Flavonoide, Cholin.

Vorkommen:

In Mitteleuropa, auf Schutthalden.

Verwendete Pflanzenteile:

Das ganze Kraut ohne die Wurzeln.

Der Erdrauch mit seiner großen Vielfalt an Inhaltsstoffen war schon im Altertum als mildes stuhlförderndes Mittel, zugleich zur Leber-, Blut- und Hautreinigung, beliebt. Er ist sehr sagenumworben: Lange Zeit wurde er als eines der großen Lebenselixiere gerühmt, durch ihn werde man uralt; „Erdrauch am Busen" soll heiratswütigen jungen Mädchen schnell einen Mann besorgen, und dergleichen mehr. Überhaupt soll er für Frauen besser wirken als für Männer. Das kann durchaus sein; noch weiß man zuwenig über die exakten Wirkungsrichtungen seiner Inhaltsstoffe. Ebensogut kann das aber auch Legende sein.

Für uns ist wichtig, daß man den Erdrauch relativ unbeschadet auch längere Zeit einnehmen kann, wenn man nicht überdosiert, und, daß er eine milde stuhlfördernde Wirkung hat. Diese ist besonders beim spastischen (verkrampften) Dickdarm wirksam, denn der Erdrauch hat auch krampflösende Eigenschaften. Je nach Einstellung des Autors findet man den Erdrauch in diversen Kräuterbüchern unter den Gallen- und Lebermitteln, unter den Hautmitteln, unter den Mitteln zur Regeneration, oder, wie hier, unter den Mitteln gegen chronische Stuhlverstopfung. Hier ist der Erdrauch deshalb in diesem Kapitel erwähnt, da wir gute andere Galle-, Leber-, Haut- und Regenerationsmittel haben, aber wenig brauchbare nichtemodinhältige Mittel gegen die Verstopfung. Erdrauch gehört dazu.

Wissenschaftlich wurde der interessante Erdrauch vorwiegend von französischen Forschern untersucht. Dabei kam ein auffallendes Ergebnis heraus:

1. Erdrauch *steigert* den Gallefluß, wenn das erforderlich ist, wenn er also bei einem Patienten zu gering oder zu verzögert ist.

2. Erdrauch *senkt* den Gallefluß, nur wenn das erforderlich ist, wenn also eine „überaktive Gallenblase" oder eine überaktive Galleproduktion der Leberzellen vorliegt.
3. Normaler Gallefluß bleibt, wie er ist. Wegen dieser eigenartigen Wirkung wurde der Erdrauch auch als *Amphicholereticum* bezeichnet, was man am besten so übersetzt: „Mit Wirkung auf den Gallefluß, wie immer man sie gerade braucht."
Nun wird verständlich, wieso die Alten den Erdrauch zu den Elixieren für langes Leben gezählt haben: Im Laufe eines langen Lebens braucht man einmal dieses und einmal jenes. Im Erdrauch hat man beides.
Die stuhlfördernde Wirkung wird wohl auch, zumindest teilweise, mit dieser regulierenden Wirkung zusammenhängen.
Noch eine wissenschaftlich erprobte Wirkung des Erdrauches soll erwähnt werden: Die auf *Kopfschmerzen* im Zusammenhang mit der Verdauung. So wirkt er bei der sogenannten bilären Migräne, ein meist rechtsseitiger Kopfschmerz, ausgelöst durch das Bestehen eines Gallenwegsleidens, ebenso wie beim Kopfschmerz des Verstopften, welcher nicht selten bevorzugt linksseitig auftritt.
Für uns, im Zusammenhang mit der ganzen Problematik der Abführmittel, ist von Wert, daß klinisch festgestellt wurde, Erdrauch zeige in normaler Dosierung auch nach mehrmonatiger Einnahme keine bedenklichen Nebenwirkungen. „Die Verträglichkeit ist gut. Eine Toxizität (Giftwirkung) besteht nicht" (R.F.Weiss).

Die Anwendungen von Erdrauch

Der Tee:
1 Teelöffel Erdrauchkraut wird mit einem Viertelliter siedendem Wasser überbrüht. 10 Minuten ziehen lassen, abseihen. Üblicherweise 1 Tasse täglich. Bei Bedarf (harter Stuhl) erhöht man die Menge bis auf maximal 4 Tassen. Mehr könnte Bauchgrimmen verursachen.

Der *Absud* ist etwas konzentrierter und wirksamer:
1 Teelöffel mit einem Viertelliter Wasser kalt ansetzen, zum Sieden erhitzen und sofort vom Herd nehmen. 10 Minuten ziehen lassen. Bis maximal 3 Tassen täglich.

Die *Tinktur* — Tinctura fumariae — ist im Handel erhältlich. Einzeldosis: 1 Teelöffel. Es gibt auch Dragees auf Erdrauchbasis mit exakt 250 mg des wäßrigen, sprühgetrockneten Auszuges von Erdrauch.

Sammeltips

Der Erdrauch wird zur Blütezeit gesammelt, Juni bis Juli. Man schneidet die Pflanze einige Zentimeter oberhalb des Bodens ab und trocknet sie gebündelt im Schatten. Zerkleinern, nachtrocknen und luftdicht aufbewahren. Da die Lebensbedingungen für den Erdrauch unterschiedlich sind, gibt es Pflanzen mit viel Stengel, aber wenig Blüten und Blättern. Diese sind minderwertig. Umgekehrt sind die blüten- und blätterreichen Pflanzen (oft zu) dicht an Wirkstoffen. Verläßlicher ist deshalb in jedem Fall das in Apotheken und Drogerien erhältliche Kraut, weil auf effektiven Inhalt geprüft und standardisiert.

DIE ESCHE (FRAXINUS EXCELSIOR L.)

Vorsichtsmaßnahmen:
Keine besonderen.

Inhaltsstoffe:
Mannit, ätherisches Öl, Glykoside.

Vorkommen:
In Mitteleuropa auf feuchten Standorten.

Verwendete Pflanzenteile:
Die Blattfiedern wirken gegen Verstopfung, die Rinde der kleinen Äste gegen Durchfälle.

Die Esche wurde von altersher gegen eine ganze Reihe von Leiden empfohlen; Dioskorides erwähnt sogar eine Wirkung gegen Schlangenbisse. Solche Indikationen sind natürlich überholt. Drei ihrer Wirkungsrichtungen werden aber immer noch häufig gebraucht:

— Die gegen allgemeine rheumatische Beschwerden, welche am ehesten mit der des schwarzen Holunders *) zu vergleichen ist; vor allem bei Neigung zu akuten Schüben, welche oft mit leicht erhöhter

*) Siehe Böhmig, Rheumaschmerz und Gicht, Wien—Stuttgart 1982.

Temperatur verbunden sind. Auch allgemein wird die Esche als mildes Fiebermittel empfohlen (Mességué bezeichnet sie als „europäische Chinarinde").

— Weiters die milde entwässernde Wirkung. So soll sie eine besondere Wirksamkeit auch gegen die bei Damen so unbeliebte Cellulitis haben.

— Und schließlich ihre ebenso milde abführende Wirkung. Diese aber haben nur die Blätter, und von diesen wieder nur die Blattfiedern, also das eigentliche Blattmaterial ohne Rippen. Die Rippen enthalten, wie die Rinde der kleinen Äste, bereits Stoffe, die stopfend wirken. Will man also die abführende Wirkung der Esche nutzen, muß man (noch vor dem Trocknen) die Blattfiedern sorgfältig von den Rippen, der Mittelrippe und auch den kleinen Seitenrippen trennen. Man muß, um eine Wirksamkeit zu erzielen, verhältnismäßig große Mengen Blattfiedern für eine Tasse Tee nehmen. Doch sind keine schädlichen Nebenwirkungen bekannt.

Die Anwendungen der Esche

Die Esche gehört zu den Pflanzen, die häufig für sich allein kurmäßig verwendet werden.

Der Tee:
1 gehäufter Eßlöffel Blattfiedern wird mit einem Viertelliter siedendem Wasser überbrüht, 10 Minuten ziehen lassen, abseihen. Lauwarm trinken; 2 Tassen täglich sind die übliche Dosis. Die beste Wirkung erhält man, wenn man den Tee vor den Hauptmahlzeiten trinkt.

Dauer einer Kur: 3—5 Wochen. Es gibt einige fertige Teemischungen mit Esche, so mit Senna und Pfefferminze. Diese sind, wegen des Senna-Gehaltes, für den längeren Gebrauch nicht geeignet.

Sammeltips

Die Blätter der Esche werden im Frühling, sobald sie sich gerade entwickelt haben, geerntet. Man trennt die Fiedern sorgfältig vom Gerippe der Blätter und läßt sie im Schatten trocknen.

DIE MANNA-ESCHE (FRAXINUS ORNUS L.)

Vorsichtsmaßnahmen:
Dosen einhalten! Sonst keine besonderen.

Inhaltsstoffe:
Mannit bis zu 90% ist der eigentliche Wirkstoff, Harze, Schleimstoffe und das Glykosid Fraxin unterstützen die Wirkung.

Vorkommen:
Sizilien, Südrußland, Australien.

Verwendete Pflanzenteile:
Das Manna; es ist der ausgetrocknete Saft aus dem Stamm der Manna-Esche.

Die wirksame Substanz der Manna-Esche ist das d-Mannit (chemisch ein sechswertiger Alkohol), welches gänzlich anders wirkt als die bisher beschriebenen Mittel. Es gehört zu den osmotisch wirksamen Abführmitteln. Mannit verbleibt im Darm, wird praktisch nicht resorbiert und zieht dadurch Wasser an. Dieses wird in den Darm abgegeben und verflüssigt den Stuhl. Es ist dies derselbe Wirkmechanismus wie bei Salzen (Natriumsulfat, Magnesiumsulfat, Kaliumbitartrat u.a.), wie sie auch im Karlsbader Salz und in manchen gebrauchsfertigen Klistieren enthalten sind. Bei zu großen Dosen kann es zu beachtlichen Flüssigkeitsverlusten kommen. 200 g Mannit, in 1 Liter Waser aufgelöst, innerhalb von 2 Stunden getrunken, würde zu einer Entleerung von nicht weniger als 4 Liter wasserartigem Stuhl führen. Das ergibt einen Gewichtsverlust von 3 kg in kurzer Zeit und ist natürlich, da es mit dem Wasser zugleich zu einem Mineralienverlust kommt, *höchst gefährlich.* Früher wurde eine solche Behandlung als Notmaßnahme bei Nierenversagen durchgeführt. Uns demonstriert es die starke Ansaugkraft des Mannit.
Die für Verstopfungen gebräuchlichen Dosen sind natürlich viel geringer. Üblich ist der Mannasirup, eine 10prozentige Lösung von Manna in Zuckersirup.
Meist wird Manna in der Kinderheilkunde als mildes Abführmittel verwendet. Die Entscheidung, wie bei allen Kinder betreffenden medizinischen Fragen, überläßt man dem Arzt, der es dann, falls er es für angebracht hält, teelöffelweise vorschreibt.
Auch bei Erwachsenen wirkt Manna als mildes Abführmittel. Die Einzeldosen sind hier meist Eßlöffelgrößen. Man darf aber nicht

vergessen, daß man, falls es zu einem größeren Flüssigkeits- und Mineralienverlust kommt, diesen wieder ausgleichen muß. Tafelwässer, Gemüse- und ungezuckerte Obstsäfte ergänzen am besten.

Die Anwendungen von Manna

Der Sirup (Sirupus mannae):
Teelöffelweise bei Kindern, eßlöffelweise bei Erwachsenen. Der bereits erwähnte *Infusum sennae compositum* (= „Wiener Trank") enthält neben Senna und Seignettesalz (Kaliumnatriumtartrat) ebenfalls Manna.
Einzeldosis: 1—3 Teelöffel. Für den gelegentlichen Gebrauch durchaus empfehlenswert, doch gelten alle Vorsichtsmaßnahmen, wie sie bei Senna (s. S. 167) beschrieben sind.
Der „Schwedenbitter" enthält ebenfalls Manna, aber auch Senna, Aloe und Medizinalrhabarber, was wiederum einer Daueranwendung die Grenzen setzt.

Heilkräuter gegen Durchfall

Ein Mittel, das vorwiegend gegen Durchfälle wirkt, nennt man in der Medizin ein *Antidiarrhoikum*. Es gibt unter den Heilpflanzen eine relativ kleine Anzahl solcher Mittel mit recht verläßlicher Wirksamkeit bei den häufigen „kleineren, harmlosen" Durchfällen.
Eine Zeitlang waren sie von der Bildfläche verschwunden, als man nämlich für die „großen, lebensgefährlichen", mit Durchfall verbundenen Infektionskrankheiten, wie Ruhr und Typhus, hochwirksame Sulfonamide und Antibiotika entwickelte, welche, wie Retter in höchster Not wirkten und wirken. Die Anwendung dieser Mittel auf *alle* Arten von Durchfällen erwies sich jedoch nicht als vorteilhaft, denn vielfach handelte man sich damit neue, nicht unbeträchtliche Gefahren ein: Neben den krankmachenden wurden nun auch jene Bakterien vernichtet, welche für eine normale Funktion des Darmes unentbehrlich sind. Es kam auch zur Bildung von Erregerstämmen, welche sich an Antibiotika gewöhnt hatten, sich gegen diese behaupten konnten und die schließlich hemmungslos überwucherten: die „Antibiotika-Enteritis" entstand, mit ihrem oft sehr schweren Verlauf. Wobei man sich eingestehen mußte, daß man sich über den Weg der Therapie anstelle der ursprünglich harmloseren Erkrankung eine schlimmere eingehandelt hatte. Die schwere Antibiotika-Enteritis ist alles andere als häufig, ihr fallweises Auftreten war aber

doch Anlaß, daß man sich wieder an die alten Heilpflanzen erinnerte, welche in vielen Fällen ebenso wirken, zugleich aber keine Schäden setzen: *Blutwurz, Heidelbeere* und *Schwarze Johannisbeere.* In der bäuerlichen Bevölkerung waren diese Mittel nie vergessen, denn die Bauern konnten sich aus verschiedenen Gründen nicht „wegen jeder Durchfallserkrankung" ein Antibiotikum holen. So wurde die Anwendung der Heilpflanzen gerade bei den vielen Durchfallsgeschehen, welche *nicht* zu den großen Infektionskrankheiten zählen, eigentlich immer geübt.

Das Anwendungsgebiet der gegen Durchfälle wirksamen Heilpflanzen sind die sogenannten Sommerdiarrhoen, Durchfälle, meist durch einen Virus hervorgerufen Sie treten gebietsweise auf. In Ostösterreich sagt man dann: „Der Betel geht um." Auch bei Gärungsdurchfällen durch Ernährungsfehler und, nach R. F. Weiss, bei der alten, chronischen Ruhr mit zeitweisen Verschlimmungszuständen sind die Pflanzen eher angebracht als Antibiotika. Man kommt mit drei der heimischen Pflanzen gegen Durchfälle gut aus: der Blutwurz, der Heidelbeere und der Schwarzen Johannisbeere.

Die hauptwirksamen Inhaltsstoffe sind Gerbsäuren und bestimmte Farbstoffe. Die Gerbsäuren binden Eiweißstoffe der Schleimhaut von Magen und Darm und führen diese in eine unlösliche Form über. So bilden sich Membranen, die wie Wundhäutchen vom Körper leicht abgestoßen werden können. Dort angesiedelte Keime werden eingeschlossen und schon dadurch inaktiviert. Zugleich aber wird ihnen der Nährboden entzogen, denn sie können aus dem nun gelartigen Material die für sie notwendigen Stoffe nicht mehr so gut herausziehen.

Die Farbstoffe dieser Pflanzen haben die Fähigkeit, in die Bakterien einzudringen. Dabei schädigen sie diese in ihrer Vitalität. Das Bakteriumwachstum wird gehemmt, damit auch ihre Ausbreitung. Durch dieses sinnvolle Zusammenspiel von Gerbsäuren und Farbstoffen wird dem Körper die Möglichkeit gegeben, die Durchfallserkrankungen schneller zu überwinden, *ohne* daß zugleich ins Gewicht fallende schädigende Nebenwirkungen auftreten.

Es gibt noch einige andere Pflanzen, die gegen Durchfallserkrankungen empfohlen werden. Das erwähnte sinnvolle Prinzip Gerbsäuren + Farbstoff wie bei Blutwurz, Heidelbeere und Schwarzer Johannisbeere ist, zumindest bei heimischen Pflanzen, aber selten.

Zwei vielleicht stechen durch gute Wirksamkeit bei zugleich fehlenden Nebenwirkungen hervor: der *Mäuseklee* (Trifolium arvense) und der

Odermennig (Agrimonia eupatoria). Die Wirkung des *Mäuseklees* (auch Hasen- oder Katzenklee genannt) auf Durchfälle, vor allem auch chronischer Art, ist seit einigen Jahren „im Gespräch", um es so zu formulieren. Damit ist hier natürlich das streng wissenschaftliche Gespräch gemeint. Mäuseklee hat einen guten Gerbstoffgehalt, doch dürfte dieser für die oft verblüffende Wirkung nicht allein verantwortlich sein. Früher oder später wird man sich für ihn eingehend interessieren und seinen Wirkmechanismus klären. Als Homöopathikum in Urtinktur und Niederpotenzen (D_1 bis D_3 = 1:10 bis 1:1000) wird er schon seit langem gegen Durchfälle verwendet. Ebenso als Tee in der Volksmedizin. Und zwar hauptsächlich bei Kleinkindern. Daraus erkennt man seine Unbedenklichkeit. Ein Versuch, vor allem wenn andere Mittel versagen — eine gerühmte Stärke des Mäuseklees —, ist erlaubt. Man verwendet das oberirdische Kraut, zur Blütezeit (Juni bis September) geerntet, an der Luft getrocknet:

2 Teelöffel in einem Viertelliter Wasser kalt ansetzen, kurz aufwallen und 1 Minute ziehen lassen. Ungesüßt, schluckweise bei Bedarf. Praktischer, natürlich auch teurer, ist die homöopathische Urtinktur.

Der *Odermennig* besitzt ebenfalls Gerbstoffe, so daß man seine manchmal prompte Wirkung bei Durchfällen erklären könnte. Doch ist der Odermennig auch als psychisch wirksame Pflanze bekannt, unter anderem als Mittel „gegen die Angst vor der Zukunft" (E. Bach). Nun weiß man, wie sehr zukünftige, als drohend empfundene Ereignisse auch Durchfälle auslösen können. Odermennig ist in solchen Fällen erprobt; Nebenwirkungen sind von ihm nicht bekannt.

Man überbrüht 1—2 Teelöffel getrocknetes Kraut mit einem Viertelliter siedendem Wasser. 10 Minuten ziehen lassen, abseihen. 2—3 Tassen sind die normale Dosis.

Außer Blutwurz, Heidelbeere, Schwarze Johannisbeere, den drei Pflanzen, die hier ausführlich beschrieben werden, sowie Mäuseklee und Odermennig findet man eine große Anzahl an Heilkräutern, denen eine Wirkung gegen Durchfälle *unter anderem* zugeschrieben wird.

Manche sind spezifisch, wie das *Kanadische Berufkraut* (Erigeron canadensis) oder die *Eiche* (Quercus robur), von der die Rinde verwendet wird. Sie werden nur, wenn man nichts anderes zur Verfügung hat, gebraucht, gleichsam als Ersatzmittel.
Andere Pflanzen entwickeln eine stopfende Wirkung neben ihren Haupteigenschaften oder über den Umweg ihrer eigentlichen Anwendungsgebiete: das *Heilkraut,* das *Tausendguldenkraut* (s. Seite 129), die *Brennessel,* an sich völlig verschiedene Pflanzen. Auch der *Bitterklee* mit seinen 7% Gerbstoffen gehört dazu (s. Seite 132). Sie wirken gegen Durchfälle, wenn die Bedingungen, die ihrem Angriffspunkt entsprechen, bei der Entstehung der Störung eine Rolle spielen.

DIE BLUTWURZ (POTENTILLA ERECTA [L.] RÄUSCHEL)

Vorsichtsmaßnahmen:
Keine besonderen. Die spezielle Art von Gerbstoffen, wie sie in der Blutwurz vorkommen (Catechin-Gerbstoffe), werden sehr gut vertragen, auch von magenempfindlichen Menschen. Dennoch sollte man, wie bei allen Pflanzen, die angegebenen Dosen einhalten. Mehrfache Überdosierung könnte Übelkeit und Erbrechen hervorrufen. Nicht in Metallgefäßen aufbewahren oder zubereiten!

Inhaltsstoffe:
Bis 20% Catechin-Gerbstoffe, womit die Blutwurz auch weltweit zu den Pflanzen mit dem höchsten Gerbstoffgehalt zählt. Ferner das Tormentillrot, ein Farbstoff, welcher das Bakterienwachstum hemmt. Dieser auch in der Heidelbeere ähnlich vorkommende Stoff spielt eine wichtige Rolle bei der Wirksamkeit beider Pflanzen gegen infektiöse Durchfälle. Auch ein Glykosid (Tormentillin) ist am Wirkkomplex beteiligt.

Vorkommen:
Mittel- und Nordeuropa. In zwei Standort-Unterarten auf Moorböden und auf trockenen Sandböden.

Verwendete Pflanzenteile:
Der Wurzelstock.

Die Blutwurz, manchenorts besser unter dem Namen Tormentille bekannt, ist eine der Pflanzen mit dem höchsten Gerbstoffgehalt überhaupt. Sie enthält davon mehr als die aus Peru stammende Ratanhia, welche zusammen mit Myrrhe in vielen Mundpflegemitteln und in Tinkturen zur Zahnfleischpinselung vorkommt, obwohl die heimische Blutwurz konzentrierter ist, auch billiger und mindestens ebenso gut dafür geeignet.

Auch ist sie konzentrierter als der Katechu aus Pakistan, die zweite vergleichbare gerbstoffhältige Pflanze. Von dieser kommt der Begriff der speziellen Catechin-Gerbstoffe, wie sie auch in Blutwurz, Heidelbeere und Schwarze Johannisbeere enthalten sind. Das sind Gerbstoffe von hoher Wirksamkeit, zugleich aber guter Verträglichkeit, so daß sie auch von magenempfindlichen Menschen in den für die Behandlung von Durchfällen notwendigen Dosen ohne Beschwerden genutzt werden können. Wie bei vielen Heilpflanzen ist es auch bei der Blutwurz erst das sinnvolle Zusammenspiel der verschiedenen Inhaltsstoffe, welches die volle Wirkung erzielt. Hier läßt es sich besonders leicht erklären:

Die *Gerbsäuren,* man zählt sie zu den Adstringentien = zusammenziehende Mittel, fällen das Eiweiß der entzündeten obersten Schichten des Darmes aus. Diese werden hart, wie bei einem hartgekochten Ei, und bilden eine zusammenhängende Membran, in welcher ein Großteil der die Entzündung verursachenden Erreger bereits miteingeschlossen sind. Dieser Vorgang ist ein kolloidchemischer Prozeß, und zwar ein irreversibler, das heißt, er kann nicht rückgängig gemacht werden. Genausowenig, wie man ein einmal gekochtes Ei wieder verflüssigen kann. Die bereits eingeschlossenen Bakterien können sich also nicht mehr befreien. In der Folge wird die Membran vom Körper abgestoßen und mitsamt den Bakterien ausgeschieden. Nun aber verbleiben in manchen Schluchten der Darmschleimhaut weitere Bakterien und deren Jugendformen, die Sporen. Diese werden vom zweiten Stoff der Blutwurz, dem *Tormentillrot,* angegriffen. Dieser Farbstoff ist, ähnlich wie die Anilinfarbstoffe, welche man zum Färben von Zellen für die mikroskopische Untersuchung benutzt, imstande, in die Bakterienleiber einzudringen. Dort hemmen sie deren Wachstum und Entwicklung. Es kommt zu Wachstumsstillstand (Stase); deshalb nennt man diese Wirkung eine bakteriostatische. So kann der Körper, der in seiner Bewegungsfreiheit nicht behindert ist, sich in Ruhe an die Bekämpfung dieser Bakterien machen. Durch das Tormentillrot ist das Kampfgleichgewicht zugunsten des Körpers verschoben, die bakteriostatische Wirkung ist also eine den Körper unterstützende.

Darüber hinaus aber besitzen Moleküle der Tormentille Cyan. Auch dieses dringt in Bakterien ein oder haftet sich an diese an. Es kommt zum Tod der Bakterien. Das nennt man die baktericide = bakterientötende Wirkung. Die baktericide Wirkung der Blutwurz ist sehr gering, verglichen mit der von Antibiotika, doch reicht sie durch dieses dreistufige Vorgehen (Eiweißausfällung mit Membranbildung — bakterienwachstumshemmende Wirkung — bakterientötende Wirkung) bei den üblichen Durchfallserkrankungen völlig aus und belastet vor allem den Körper nicht in Form von unerwünschten oder überschießenden Nebenwirkungen.

Die Blutwurz wirkt sehr gut bei allen Sommerdurchfällen, vor allem bei jenen akuten und halbakuten Formen mit Schwerpunkt im Dünndarm, aber auch im Dickdarm. Bei den hartnäckigen chronischen Dickdarmentzündungen darf man sich nicht zuviel erwarten. Diese sind ein schwieriges Problem in der Medizin. Hier kann die Blutwurz eventuell unterstützend wirken, zusätzlich zu den anderen, vom Arzt gewählten Maßnahmen.

Neben diesem Hauptanwendungsgebiet wird die Blutwurz in Form ihrer Tinktur auch äußerlich verwendet, für Spülungen und Pinselungen von Schleimhauterkrankungen von Mund und Rachen. Wie schon erwähnt, ist die Blutwurz hier auf Grund ihrer Inhaltsstoffe ausländischen Pflanzen eher vorzuziehen.

Die Anwendungen der Blutwurz

Der Tee:

Wird als Absud zubereitet: 1 Eßlöffel der zerkleinerten Wurzel wird mit einem Viertelliter Wasser kalt angesetzt, zum Sieden erhitzt und etwa 10 Minuten lang auf kleiner Flamme gekocht. Bei Sommerdurchfällen 3 Tassen täglich, bewußt schluckweise getrunken.

Es gibt auch das *Schachtelpulver, Rhizoma tormentillae subtiliss. pulv.,* das heißt „ganz besonders fein pulverisierte Blutwurz". Davon nimmt man 3—4 x täglich eine Messerspitze voll mit wenig Wasser.

Die Tinktur (Tinctura tormentillae):

Dosierung 3x täglich 30—50 Tropfen in Wasser oder Pfefferminztee.

Die Tinktur wird gerne mit den anderen Pflanzen gemischt. So mit Wermut und Enzian, bei Durchfällen mit gleichzeitiger Magen- und Gallenschwäche:

Tinct. tormentillae (Blutwurz)	30,0 ml
Tinct. absinthii (Wermut)	10,0 ml
Tinct. gentianae (Enzian)	10,0 ml

Von diesem Gemisch 3x täglich 30—50 Tropfen in Wasser.
Da Durchfälle und Blähungen häufig gemeinsam auftreten, ist auch die Kombination von Blutwurz-Tinktur mit einem blähungswidrigen Tee, wie Kümmel, Fenchel oder Anis, sehr beliebt und wirksam. Man gibt 30—50 Tropfen Blutwurztinktur in eine Tasse (z.B.) Kümmeltee.
Äußerlich wird die Tinktur der Blutwurz unverdünnt zum Pinseln des Zahnfleisches verwendet oder verdünnt (10 Tropfen auf 1 Glas Wasser) zum Gurgeln.
Meist aber mischt man für diese Zwecke mit Myrrhe:

Tinct. tormentillae	10,0 ml
Tinct. myrrhae	10,0 ml

Unverdünnt zur Zahnfleischpinselung, bzw. 10 Tropfen auf 1 Glas Wasser zum Gurgeln.

Sammeltips

Man gräbt den Wurzelstock im Frühjahr oder im Herbst aus. Die Pflanze selbst, ein Rosengewächs, ist dadurch auffällig, daß die Blüte nur 4 Blumenkronenblätter von gelblicher Farbe aufweist. Andere Potentillarten, wie die Anserine = Gänsefingerkraut, tragen 5 Blumenkronenblätter.
Die Wurzel wird gereinigt, der Länge nach zerschnitten und im Schatten getrocknet. Anfangs sind die Schnittflächen weiß, doch werden sie bald blutrot, daher der Name Blutwurz. Abschließend fein zerkleinern, nachtrocknen und in Glas- oder Porzellangefäß aufbewahren. Wie alle gerbstoffhältigen Pflanzen verträgt die Blutwurz keine Metalle, insbesondere Eisen und Kupfer nicht.

DIE HEIDELBEERE (VACCINIUM MYRTILLUM L.)

Vorsichtsmaßnahmen:
Bei den Beeren keine. Längere Kuren mit Heidelbeerblättern sollten nicht durchgeführt werden.
Inhaltsstoffe:
Catechin-Gerbstoffe, bis zu 10%. Der blaue Farbstoff Myrtillin, ein Anthocyan, hemmt das Wachstum von Bakterien und hat auch eine schwache bakterientötende Wirkung.

Vorkommen:
In Mittel- und Nordeuropa weit verbreitet.

Verwendete Pflanzenteile:
Die Blätter, die Früchte (Beeren).

Die bei uns so weit verbreitete Heidelbeere stellt in ihren verschiedenen Zubereitungsformen ein hervorragendes Mittel für Durchfallserkrankungen, aber auch für manche Verstopfung dar. Größere Menge von frischen Heidelbeeren in Milch haben abführenden Effekt. Hier wirken die Zelluloseteile der Schale, die Fruchtsäuren und die Kerne, welche einen anregenden Reiz auf die Darmwandung ausüben. Früher konnte man diese Wirkung nur im Spätsommer zur Reifezeit nutzen, heute, wo es Tiefkühlfächer gibt, kann man diese einfache und natürliche Abführmischung eigentlich das ganze Jahr über anwenden.

Ganz anders die getrockneten Beeren und die Blätter. Sie gelten mit Recht als Mittel gegen Durchfälle mit verläßlichem und breitem Anwendungsgebiet. Auf Kliniken wurde sogar die Wirkung bei Durchfallserkrankungen der Säuglinge erprobt (K. Quaiser, 1954). Selbstverständlich aber wird man seine eigenen Klein- und Kleinstkinder nun nicht in solchen Fällen selbst behandeln, sondern *stets* den Arzt zu Rate ziehen und ihm jede Entscheidung überlassen.

Bei den Sommerdurchfällen der Erwachsenen ist der Absud aus den getrockneten Heidelbeeren sehr wirksam und unproblematisch. Man braucht relativ große Mengen, 2—4 Eßlöffel, welche in einem halben Liter Wasser kalt angesetzt werden. Dann muß man das Ganze gut 10 Minuten kochen lassen, um die wirksamen Substanzen, die Catechin-Gerbstoffe und den Farbstoff herauszuziehen.

Der Farbstoff ist ein Anthocyan mit guten bakterienschädigenden Eigenschaften. Er dringt in die Bakterienleiber ein und hemmt nicht nur deren Wachstum und Teilungsfähigkeit; durch (wahrscheinlich) Blausäurebildung im Inneren der Bakterien werden diese zum Teil direkt vernichtet.

Auch der *Heidelbeersaft,* welcher keine Hüllen- oder Kernteile mehr enthalten darf, wirkt stopfend.

Hier hat sich die Mischung mit Quark (Topfen) gut bewährt. Quark selbst besitzt durchfallverbessernde Eigenschaften. Mit ungezuckertem Heidelbeersaft und Quark kann man eine Speise anrühren, welche nicht nur nahrhaft ist und gut schmeckt; sie wird auch mit so manchem Sommerdurchfall fertig.

Die *Heidelbeerblätter,* als Tee zubereitet, entfalten wie die getrockneten Beeren eine gute stopfende Wirkung. Von ihnen wird nicht, wie bei den Beeren, der Absud zubereitet, sondern sie werden nur überbrüht. Auch die Mengen sind gegenüber den getrockneten Beeren viel geringer: 1—2 Teelöffel auf einen Viertelliter Wasser. Heidelbeerblätter werden in der Volksmedizin gerne zur Behandlung von chronischen Hauterkrankungen, insbesondere der Schuppenflechte, verwendet. Doch muß man vorsichtig sein: Eine der hier wirksamen Substanzen, das Hydrochinon, entsteht erst im Körper durch Abspaltung aus dem Glykosid der Heidelbeere. Es bleicht die Haut, bewirkt also einen Scheineffekt. Bei Langzeitbehandlungen, wie sie bei chronischen Hauterkrankungen notwendig wären, können dadurch Vergiftungserscheinungen auftreten. Man darf nicht alles, was die Volksmedizin sagt, unbesehen übernehmen.
Wir wollen die Heidelbeere gegen Störungen einsetzen, welche sie wirklich beherrschen kann: Sommerdurchfall, infektiöse Darmverstimmung. Hier ist sie stark.

Die Anwendungen der Heidelbeere

Der Tee aus den Beeren:
2—4 Eßlöffel getrockneter Beeren werden mit einem halben Liter Wasser kalt angesetzt. Zum Sieden erhitzen und etwa 10 Minuten auf kleiner Flamme kochen. Abseihen, abkühlen lassen. 3 Tassen täglich.

Der Tee aus den Blättern:
1—2 Teelöffel getrockneter Blätter werden mit einem Viertelliter siedendem Wasser überbrüht, 10 Minuten ziehen lassen. 3 Tassen täglich.

Sammeltips

Die Früchte (Beeren) werden vollreif gesammelt. Man trocknet sie am besten im Backofen bei 50° Wärme. Die Blätter werden von den Zweigen abgestreift, im Schatten getrocknet und zerkleinert aufbewahrt. Den besten Wirkstoffgehalt haben die Blätter zur Zeit der Blüte (Mai bis Juni), also vor der Beerenreife.

DIE SCHWARZE JOHANNISBEERE (RIBES NIGRUM L.)

Vorsichtsmaßnahmen:
Keine besonderen.

Inhaltsstoffe:
Gerbstoffe, ein schwarzer, das Bakterienwachstum hemmender Farbstoff, etwas ätherisches Öl. Die Früchte sind außerordentlich Vitamin-C-reich (bis 150 mg/100 g). Außerdem enthalten sie das sogenannte Vitamin J (C_2 nach Euler), welches auch „Antipneumoniefaktor“ = Lungenentzündungs-Schutzsubstanz genannt wurde.

Vorkommen:
In Mittel- und Nordeuropa. Meist in Gärten und Kulturen, gebietsweise, aber gar nicht so selten, wild oder verwildert.

Verwendete Pflanzenteile:
Die Früchte (Beeren), die Blätter.

Die Schwarze Johannisbeere ist die dritte Pflanze, neben Blutwurz und Heidelbeere, welche deshalb eine gute Wirkung gegen allfällige Durchfälle entwickelt, weil in ihr einerseits die gut verträglichen Catechin-Gerbstoffe, anderseits ein gegen Bakterien wirksamer Farbstoff enthalten ist. Dieser bei der Johannisbeere schwarzer Farbstoff ist einerseits mit dem roten der Blutwurz, dem blauen der Heidelbeere und anderseits mit dem ebenfalls schwarzen des Holunders verwandt. Letzterer zählt in der Pflanzenheilkunde zu den Mitteln zur „unspezifischen Resistenzsteigerung“ — neben Sonnenhut (Echinacea), Linde, Salbei, Hagebutte und Sanddorn. Auch die Schwarze Johannisbeere wird unter diesen Pflanzen geführt, hat also eine Doppelwirkung: Sie eignet sich zur Behandlung von Durchfällen, baut zugleich den Körper auf und erhöht dessen Widerstandskraft. Das ist eine erwünschte Kombination, denn nach jeder Durchfallserkrankung ist der Organismus geschwächt und anfälliger gegenüber anderen Infekten.
Es kommt auch nicht selten vor, daß nach akuten Durchfallserkrankungen chronische Restbeschwerden verbleiben: Neigung zu dünnem Stuhl mit Schleimbeimengungen, Spannungsgefühl durch Gasauftreibung, auch ziehende Schmerzen. In solchen Fällen leistet der schwarze Johannissaft (1 kleines Glas zu den Mahlzeiten) oft gute Dienste.
Wirksam ist der *ungesüßte Saft*. Man kann ihn wie eine Medizin nehmen: teelöffelweise bei Kindern, eßlöffelweise bei Erwachsenen.

Auch als Gurgelmittel bei Mundentzündungen wirkt er überraschend gut und ist vor allem unproblematisch. Wenn man das „Gurgelmittel" schluckt, hat das mit Sicherheit keine negativen Folgen. Ferner werden die Blätter als Tee verwendet. Auch sie haben eine brauchbare Wirkung gegen leichtere Durchfälle. Ihr Hauptanwendungsgebiet ist allerdings in der diuretischen (wassertreibenden) Wirkung und in der damit verbundenen Entschlackung zu sehen.

Die Anwendungen der Schwarzen Johannisbeere

Der Saft:

Die gegen Durchfall wirksamen Substanzen sind hitzeunempfindlich. Man könnte den Saft also ohne Wirkungsverlust durch Erhitzen sterilisieren oder pasteurisieren. Will man die Vitamine C und J erhalten, kann man folgendermaßen vorgehen: Man taucht die in ein Sieb gefüllten vollreifen Johannisbeeren 5 Sekunden in kochendes Wasser. Dadurch werden eventuelle an den Außenschichten haftende Keime weitgehend vernichtet, während die wertvolle Stoffe im Inneren der Beere erhalten bleiben. Anschließend wird der Saft durch Pressen oder mit Hilfe einer Saftzentrifuge gewonnen und ohne Zusätze in Flaschen gefüllt.

Bei Durchfällen teelöffel- bis eßlöffelweise, zur Nachbehandlung und Rekonvaleszenz 1 kleines Glas zu den Mahlzeiten.

Der Tee aus den Blättern:

2 Teelöffel frische oder getrocknete Blätter werden mit einem Viertelliter siedendem Wasser überbrüht, 10 Minuten ziehen lassen, abseihen, 2—3 Tassen täglich.

Der *Absud* wird verwendet, wenn eine stärkere harntreibende Wirkung erwünscht ist: 2 Teelöffel Blätter werden kalt angesetzt, zum Sieden erhitzt und sofort abgeseiht. 2—3 Tassen täglich.

Sammeltips

Die Früchte werden nur vollreif verwendet. Die Blätter werden nach der Blütezeit geerntet, also meist Anfang Juni. Man achtet darauf, daß sie nicht fleckig sind (Pilzbefall). An luftigem Ort trocknen und zerkleinert aufbewahren.

Literaturverzeichnis

Anemueller, Helmut, Das Grunddiät System, Stuttgart 1980.
Atkins, Robert C., Dr. Atkins Energie Diät, Frankfurt 1977.
Aubert, Claude, Das große Buch der biologisch gesunden Ernährung, Wien-Stuttgart 1980.
Böhmig, Ulf, Das große Buch der natürlichen Heilkunde, Wien-Stuttgart 1981.
Böhmig, Ulf, Naturnahe Behandlung Rheumaschmerz und Gicht, Wien-Stuttgart 1982.
Böhmig, Ulf, Naturnahe Behandlung Schlafstörungen, Streß und Nervosität, Wien-Stuttgart 1982.
Brauchle, Alfred, Das große Buch der Naturheilkunde, Gütersloh 1977.
Braun, Hans, Heilpflanzenlexikon für Ärzte und Apotheker, Stuttgart 1981.
Bruker, M. O., Stuhlverstopfung in 3 Tagen heilbar, Dreieich.
Bruker, M. O., Ernährungsbehandlung bei Leber-, Galle-, Magen- und Darmerkrankungen, Dreieich.
Budwig, Johanna, Das Fettsyndrom, Freiburg 1972.
Cudlipp, Edythe, Vitamine und Mineralien, Bonn 1978.
Dicke, E./Schliak, H./Wolff, A., Bindegewebsmassage, Stuttgart 1976.
Droz, Camille, Von den wunderbaren Heilwirkungen des Kohlblattes, Neuenburg.
Furlenmeier, Martin, Wunderwelt der Heilpflanzen, Eltville 1978.
Ganong, William F., Lehrbuch der medizinischen Physiologie, Berlin 1979.
Hadorn, Walter, Lehrbuch der Therapie, Bern 1968.
Heilkräuter, Geschenke Gottes, Karlstein/Th.
Heilpflanzenkunde, Kleine, Zürich 1978.
Hertwig, Hugo, Das Heilpflanzenbuch, Darmstadt 1954.
Kneipp, Sebastian, So sollt ihr leben, München 1976.
König, G./Wancura, I., Neue chinesische Akupunktur, Wien 1975.
Kollath, Werner, Die Ordnung unserer Nahrung, Heidelberg 1977.
Koschinsky, K./Lullmann, H., Pharmakologie, Stuttgart 1972.
Lang, C./Ranke, O., Stoffwechsel und Ernährung, Berlin 1950.
Lassel, M., Kräutergold, Rosenheim 1957.
Lehnarz, Emil, Chemische Physiologie, Berlin 1952.
Mezger, Julius, Gesichtete homöopathische Arzneimittellehre, Heidelberg 1981.
Neuthaler, Heinrich, Das große Kräuterbuch, Salzburg 1978.
Pahlow, Mannfried, Das große Buch der Heilpflanzen, München 1979.
Sedlacek, E., Die Fußreflexzonen, Wien 1978.
Souci, Walter/Bosch, Hans, Lebensmitteltabellen für die Nährwertberechnung, Stuttgart 1978.
Schall, Hermann, Nahrungsmitteltabellen, Leipzig, 1929.
Scholz, Heinz, Mineralstoffe und Spurenelemente, Stuttgart 1980.
Schwandt, Peter, Fettstoffwechselstörungen, München 1980.
Uhlich, Werner, Nahrungsmittel ABC, Wien-Stuttgart 1981.
Zöllner, Nepomuk, Thannhausers Lehrbuch des Stoffwechsels und der Stoffwechselerkrankungen, Stuttgart 1957.